백년 건강의 비밀

생활습관 바꾸면 건강이 보인다

백년 건강의 비밀

생활습관 바꾸면 건강이 보인다

김충웅 지음

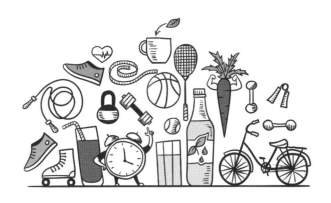

중앙생활사

"백세시대, 아프지 않고 건강하게 오래 살려면 어떻게 준비해야 하나?"

필자가 어릴 적만 하더라도 환갑이면 진짜 나이가 많다고 여겼고, 일흔 살까지 살다가 돌아가시면 호상이라고 생각했다. 그런데 지금은 먼 옛날이야기가 됐을 정도로 다들 그 이상 오래 산다. 그리고 주변에서 보면 환갑이라 해도 외모로는 할아버지, 할머니는커녕 너무 젊어 50대와 60대를 구분하기 힘들다. 70대를 넘어서야 비로소 얼굴에서 늙음의 기운이 느껴질 정도로 변했다.

세계 최장수 기록을 보면 조선 고종 12년쯤인 1875년 프랑스 작은 마을에서 태어난 잔 루이즈 칼망이란 여성으로 122세의 나이에 세상을 떠났다. 그 당시 평균 수명이 약 40세였으니 보통 사람보다 3배 정도 오래 살았다고 할 수 있다. 그 이후 현대의학이 계속 발달했지만 지금까지 그 기록은 깨지지 않고 있다.

그 다음은 남성 기록 보유자로 120세까지 산 일본인이다. 이와 같이 앞으로는 남녀 구분 없이 잘만 관리하면 120세까지 충분히 살 수 있는 사례다.

현재 우리나라 100세 이상 노인은 1만 7천 명이고, 이웃 나라 일본은 6만 6천 명이나 된다. 이렇게 백세 노인이 점점 많아지다보니 국토교통부가 발표한 2018년 8월 기준 '임대사업자 등록현황' 자료에 의하면, 최고령 임대사업자는 112세로, 나이에도 불구하고 12채를 임대하고 있는 것으로 나타났다.

또한 예전같으면 여러 가지 이유로 꺼렸을 법한 나이인 103세에 위암 수술하는 할머니나 102세에 대장암 수술하는 할아버지가 종종 매스컴에 나온다. 그만큼 운동으로 체력도 좋아지고 돈도 있고, 가족들까지 적극 권하기 때문에 100세가 넘어도 병원 수술대에 오르는 건강한 노인들을 접하는 장수시대가 된 것이다.

하지만 모든 노인들이 이렇게 다 건강하게 오래 사는 것은 아니다. 관리를 잘해 일부 건강한 노인들은 90세가 넘어서도 건강하지만 대부분의 노인들은 훨씬 일찍부터 심각하고 치명적인 병에 걸려 하고 싶은 것 못하고 먹고 싶은 것 못 먹으며 골골하면서 오랫동안 앓다가 죽음을 맞이하는, 힘들게 사는 사람들이 더 많다.

즉, 통계청에서 2017년에 조사한 자료에 의하면, 우리나라 사람들의 기대 수명과 동일한 평균 수명은 남자 80세, 여자 86세, 건강 수명은 남자 65세, 여자 66세로 남자는 15년, 여자는 20년 동안은 건강하지 못한 심신으로 여생을 살아가는 것으로 나타났다.

흔히들 평균 수명이라 부르는 기대 수명은 한 나라의 건강 수준을 알 수 있는 중요한 지표로 쓰이는데, 최근 들어 기대 수명보다는 질병 없이 건강하게 산 햇수를 가리키는 건강 수명을 중시하는 분위기다. 즉, 얼마나 오래 사는 기대 수명보다 얼마나 건강하게 사느냐는 건강 수명이 더 중요한 100세 시대에 살고 있다 하겠다.

보통 사람들은 선천적으로 병을 갖고 태어난 이가 아니면 어릴 땐 누구나 건강에 대한 별다른 염려 없이 생활한다. 하지만 우리 몸은 시간이 지날수록 어딘가 병이 나고, 그 병은 통증을 유발해 우리의 일상생활을 방해한다. 달리 말해 인간의 수명이 길어지면서 나이가 들면 질병이라는 것이 자연스럽게 찾아와 우리를 아프게 해 삶을 힘들게 한다.

그럼 우리는 어떻게 하면 질병으로부터 벗어나 아프지 않고 건강하게 오래 살 수 있을까? 거기에 대한 준비로 백세시대에는 일·돈·건강의 삼위일체가 필요하다 하겠다.

퇴직 후 일을 갖는 것은 생계 이상의 의미를 갖는다. 물론 일반적으로 경제적인 이유가 우선이겠지만 건강을 위해서도, 보람 있는 노후를 위해서도 일을 해야 하며 또한 일을 위해서도 건강해야 한다. 특히 노인이 일자리를 가지면 생활고, 건강 문제, 외로움, 자존감 상실 등을 해결할 수 있고, 더 나아가 모든 국민들이 자신의 노후생활에서 가장 중요하게 생각하는 '경제적 안정'이 되어 빈곤층으로의 전락을 막을 수 있다.

또 노후에 돈 준비 없이 오래 살게 되었을 때 의료비 등의 장수 리스크가 생긴다. 즉, 은퇴 후에 의료비로 지출되는 비율이 높아 65세 이상 노인의 경우 2016년 한 해 의료비로 381만 원(월 32만 원)이나 사용했을 정도로 노년기의 의료비 지출은 노후자금을 깎아먹는 최대의 적이다.

그리고 건강해야 한다. 아프지 않고 건강한 건강 상류층으로 살려면 10년을 투자해야 10년을 보장받는다는 식으로, 일과 돈을 기본으로 해서 평소 생활 전반에 걸쳐서 꾸준히 건강한 습관을 실천해야 한다. 즉, 노후를 위해 자산관리 계획을 세우듯이 젊은 시절부터 건강을 체계적·지속적으로 관리해야 한다.

병에 걸리는 사람은 반드시 이유가 있다. 생활습관이 흐트러져 있거나 식생활이 불규칙하다. 또는 필요한 것보다 많은 걸 원하는 건 동물 세계에서 인간밖에 없다고 하듯이 입에 맛있는 것을 통제하거나 자제하지 못해 편식과 과식, 폭식으로 이어지는 먹는 방법이 잘못되어 있다.

즉, 그 사람의 유전적·체질적으로 타고난 약한 부분에 평소의 나쁜 생활습관이 더해져 질병으로 나타나는 것이다. 그러므로 평소 건강한 식습관, 생활습관을 통해 몸의 면역력을 높여 질병으로부터 몸을 지킨다면 건강히 오래 지낼 수 있다.

중국 최고 지도자의 경우 93세의 덩샤오핑을 비롯해서 90세를 넘게 산 사람들이 꽤 많은데, 그들의 장수 비결을 보면 잡곡을 많이 먹고 '네 발 동물'인 육류보다는 '발 없는 동물'인 생선을 즐겼기 때문이라고 한다. 즉, 소·돼지·양 같은 네 발 동물보다는 닭·거위 같은 두 발 동물이나 '발이 하나'인 버섯류와 '발이 없는' 생선류를 즐겨 먹었다고 한다. 특히 적게 먹고, 많은 반찬과 나눠먹기의 소식다찬의 원칙을 잘 지켜서 오래 살았다는 것이다.

또 필자 부모님의 경우 90세가 다 넘으셨는데, 성인병 하나 없이 아주 건강하시다. 지금도 두 분이 점심때면 손잡고 서초구청으로 점심 드시러 가셔서 주변 사람들과 대화 나누고, 장 보고 집으로 오신다. 이렇게 매일 움직이고 사람들과 소통하며 한 끼도 빠지는 법 없이 꼬박 챙겨 드시는 생활 철칙이 바로 건강을 유지하는 비결이 아닌가 싶다.

현재 평균 수명은 꾸준히 늘어나는 추세다. 하지만 건강하지 않으면 장수는 아무 의미가 없다. 병약한 몸으로 살아가는 삶에서 무슨 의미와 삶의 즐거움이 있겠는가. 즉, 건강하게 사는 백 살이 되어야지 병으로 침대에 누워서 사는 백 살은 의미가 없고, 또한 이렇게 힘들게 오래 살고 싶은 사람은 아마 아무도 없을 것이다.

철학자 세네카는 이런 말을 했다. "진정으로 중요한 것은 얼마나 오래 살았느냐가 아니라 얼마나 건강하게 잘 살았느냐다"라고.

100세 시대 아프지 않고 건강하게 오래 즐겁게 사는 본보기로 삼을 만한 롤모델을 찾자면 농사일에 관련된 책《조화로운 삶의 지속》을 쓴 미국 태생의 작가 니어링 부부를 들 수 있다.

은퇴 후 남편 니어링은 하루의 반나절만 일하고 나머지 반은 명상과 독서를 하거나 악기로 곡을 연주하는 등 취미활동과 전원생활을 즐기며 병 없이 건강하게 조화로운 삶을 살다가 100세 되던 해 스스로 곡기를 끊고 죽음을 선택해 세상을 떠난 인물이다. 즉, 니어링의 삶은 은퇴 후 어떻게 살아야 하는지를 보여주는 좋은 사례라고 할 수 있겠다.

그래서 병이 나기 전에 평소 좋은 건강습관을 유지하고 매일매일 영양가 있는 음식을 먹으며 꾸준한 운동으로 건강관리를 해야 한다. 또 매년 건강검진을 잘 받으며 건강을 행복의 척도로 삼아 미리미리 건강을 준비하는 건강관리 등 자기 생활관리에 신경을 쓸

때만이 병 없이 건강한 노후를 맞이할 수 있고, 아프지 않고 오래 살 수 있는 것이다. 한마디로 노년의 행복과 불행은 돈, 명예, 권력이 아니라 건강에 달렸다고 하겠다.

끝으로 이 책이 노후 건강에 작은 도움이 있기를 바라며, 아울러 백세까지 건강한 몸으로 남은 노년을 활기차고 바람직한 명품 인생 노후를 꾸려보길 기대해 본다. 그리고 원고 정리 등 책이 나오는 데 많은 도움을 준 관계자분들께 지면을 통해 다시 한 번 감사의 마음을 전한다.

평소 산행과 여행을 즐기며 뒷산 서달산에서

김충웅

PART 4

명품 인생을 위해 조심해야 할 8대 암
– 특징과 원인, 특이한 증상과 예방 및 치료

에필로그

백세건강을 위해 알면
유익한 건강 상식

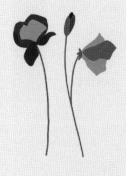

💐 생활습관과
식습관, 음식 💐

    건강장수는 올바른 식습관에서 나온다고 할 정도로 좋은 식습관이 건강을 지킨다. 즉, 영양소 균형이 깨진 나쁜 습관으로부터 벗어나 균형 잡힌 영양 섭취의 좋은 식습관으로 무엇을, 어떻게 삼시 세끼를 먹느냐에 따라 건강 상태가 크게 달라진다.

    국민건강영양조사에 따르면, 한국인의 건강 수명을 갉아먹는 나쁜 식습관으로 탄수화물 과잉 섭취와 탕이나 국의 고염식, 채소 섭취 부족, 과식, 외식, 간편식 위주의 식사, 아침 결식 등을 꼽았다. 세계보건기구(WHO)에서도 나쁜 식습관이 암, 고혈압, 당뇨병 같은 질병 위험을 높인다고 지적한다.

    그래서 100세 시대를 맞아 무병장수하려면 젊어서부터 좋은 습관을 가져야 한다. 즉, 좋은 생활습관과 식습관, 그리고 습관적인 운동에 관심을 갖는 일이다.

사람이 과식 등으로 배가 부른 생활을 계속하다보면 나중에 대사증후군으로 고생을 하게 된다. 즉, 고혈당(당뇨병), 고혈압, 고지혈증(동맥경화, 지방간), 과체중, 고요산혈증(통풍) 등의 성인병에 시달린다. 그래서 병에 안 걸리게 하려면 배의 80%만 채워 약간 모자라게 먹는 소식을 하는 식습관을 가져야 한다. 그리고 방부제나 항생제가 들어 있는 식품을 적게 먹는 건강한 올바른 식습관부터 가져야 한다.

일반적으로 건강 결정 요인을 통계적으로 보면 유전이 20%, 환경이 20%, 의료가 8%, 생활습관이 52%를 차지할 정도로 생활습관이 차지하는 비중이 크다.

요사이 당뇨병, 뇌졸중, 뇌출혈, 고혈압 등을 성인병이라고 하지 않고, 소아 등 젊은 사람도 걸리기 때문에 생활습관병이라 부른다. 또 뱃살의 과체중 비만도 정부까지 '비만과의 전쟁'에 나설 정도로 엄연한 질병으로, 서구화된 식습관으로 인한 '식생활습관병'이라 할 수 있다. 즉, 각종 패스트푸드에 노출된 환경에서 편식과 운동 부족으로 인해 각종 성인병으로 이어질 수 있기 때문에 자기관리가 필요한 병이다.

또한 암도 불치병이 아니고 생활습관병이다. 20~30대 젊어서부터의 나쁜 습관이 40대 이후에 암을 비롯한 갖가지 성인병, 생활습관병으로 나타나는 것이다.

인간은 습관적인 동물이다. 게다가 음식물의 좋고 싫음이 분명하다. 싫어하면 먹지 않고, 좋아하면 달콤한 마시멜로에 길들여진 어린이들이 달콤함을 끊지 못하는 것과 같이 매일이라도 먹게 된다. 이런 편식 습관이 미처 깨닫지 못하는 사이에 영양 불균형으로 갖가지 병들을 유발한다.

'편식'은 아주 나쁜 식습관으로 골고루 먹는 식습관을 길러야 한다. 암 발병 원인에 식생활이, 즉 음식이 30~35%를 차지한다.

영국의 한 대학 연구팀이 생활습관을 조금만 바꿔도 수명을 연장시킬 수 있다고 밝혔다. 그 연구팀에 의하면, 하루 채소·과일을 5번 먹으면 3년, 담배를 끊으면 4~5년, 운동량을 적당히 늘이면 3년의 수명을 연장시킬 수 있다는 것이다. 즉, 생활습관, 식사습관, 생활환경을 바꾸면 10년을 더 살 수 있다는 분석이다.

그리고 한 분야에서 성공한 사람들은 성과를 내기까지 뒷받침해주는 각자 자신만의 규칙적으로 행하는 의식이나 생활습관이 있었기 때문에 가능했다고 한다.

예컨대 세계적인 축구 스타 호날두는 술, 담배, 탄산음료, 커피 등을 일절 입에 대지 않고, 음식도 소금간을 거의 하지 않는 샐러드와

닭가슴살 위주로 먹는 식습관을 가졌다. 또한 매일 윗몸일으키기 3,000번과 팔굽혀펴기 1,000번을 하루도 거르지 않는 생활습관을 유지했다. 축구 영웅도 알고 보면 이런 성실하고 올바른 건강한 식생활습관의 산물이었다.

물방울 그림으로 유명한 김창열 화백은 아침 30분씩 물구나무서기로, 또 끊임없이 베스트셀러 작품을 써온 일본 작가 무라카미 하루키는 계속 지탱해주는 리추얼(ritual)로 마라톤을 꼽았고, 미국의 유명한 방송인 오프라 윈프리는 매일 30분씩 명상을 하는 생활습관을 성공의 비결로 꼽았을 정도다. 이런 좋은 습관이 성공을 위한 키워드가 된 것처럼 건강이나 장수를 위해서도 좋은 생활습관이 중요하다.

또 좋은 습관과 나쁜 습관의 예를 들어보자. 먼저 좋은 습관의 예로 유대인들은 모든 분야에서 뛰어난 두각을 보이고 특히 암에 걸리지 않는 민족으로도 유명한데, 거기에는 여가와 휴식을 효율적으로 잘 쓰는 그들만의 습성이 있다고 한다. '일할 때는 열심히 집중해서 하고, 쉴 때는 푹 쉬는 절도 있는 생활' 등의 좋은 습관과 건강한 습성이 바로 그것이다. 그래서 암 전문의들은 건강한 생활습관이 또 하나의 항암 치료라고 강조할 정도이다.

나쁜 습관 예로 우리는 주변에서 열심히 앞만 보고 쉼 없이 일만

하다 이제 좀 살만해져 쉬려고 하면 기다렸다는 듯이 꼭 그때 암 등 난치병에 걸려서 갑자기 죽는 경우를 종종 보게 된다.

이것은 나이 든 노년 세대들의 경우 그동안의 삶이 산업화란 미명 아래 '월화수목금금금' 쉬지 않고 일하는 것이 일반적인 형태로, 젊어서부터 손톱이 닳고 손마디가 굵어지도록 마치 일밖에 모르듯이 살았기 때문이다. 즉, 먹고 사는 게 여유롭지 않아 자식들에게 가난을 물려주지 않으려고 악착같이 일만 하며 살다보니 '저녁이 있는 삶'이 아닌 일중독에 건강을 돌볼 틈도 없이 쉼 없이 너무 무리하게 살아온 나쁜 습관 때문이다.

또 다른 나쁜 습관의 실례로, 얼마 전 절친한 대학원 동창생의 아내가 성인의 경우 10만 명당 1명의 비율로 발생한다는 혈액암인 백혈병에 걸린 사실을 알았다. 이 친구 얘기로는 백방으로 병의 원인을 찾아보는데, 가족력도 없는 가운데 최종적으로 의심 가는 부분을 찾아낸 결론이 바로 남들이 안 갖고 있는 '결벽증'이었다.

즉, 매일 습관적으로 사용하는 많은 양의 '알코올과 락스'의 소독 남용의 생활습관이 면역력을 떨어뜨려 병에 걸렸다는 것이다. 이 친구는 아내의 이런 나쁜 습관을 진작 못 끊게 한 것을 뒤늦게 후회하고 있었다.

그런데 문제는 나쁜 습관은 지속하기는 쉬워도 막상 끊거나 버려야 한다고 하면 그 고통을 감수하기가 쉽지 않아 실천 또한 힘들다. 하지만 좋은 습관은 가지기도 힘들고 유지하는 것은 더욱 힘들다. 특히 암 등 생활습관병은 평생을 관리해야 하는데, 관리하기가 말처럼 쉽지 않다.

하지만 나쁜 습관을 좋은 습관으로 바꿔야만 환자들은 병을 극복할 수 있고, 일반인들은 '나무는 꽃을 버려야 열매를 맺고, 강물은 강을 버려야 바다에 이르듯이' 나쁜 습관을 버리고 좋은 습관을 가져야만 건강하게 장수할 수 있다.

그리고 덧붙여 건강을 위해서는 습관적인 운동과 더불어 고통을 사랑할 줄 알아야 한다. 헬스장에 가보면 '물을 끓이는 것은 마지막 1도, 포기하고 싶은 그 1분을 참아내는 것이다'라는 문구가 있다. 고통을 참아내며 포기하는 시점을 조금만 더 뒤로 미루는 것, 이것이 몸의 구석구석을 깨우는 힘이다.

에너지는 쓴 만큼 생긴다. 한마디로 '지금 현재에 습관적인 운동으로 몸을 힘들게 하지 않으면 나중 미래에 몸 때문에 힘든 날이 온다.'

🌸 건강 및 각종 영양소의 적정량과 자주 먹는 식품의 유해 첨가물 🌸

건강 및 각종 영양소의 적정량과 특징

자연계에는 수만 종류의 화학물질이 존재하고 인체에 해로운 것과 유익한 것으로 분류된다. 그중 몸에 좋다는 유익한 것도 양이 많으면 독이 되고, 해로운 것도 적은 미량이면 오히려 약이 되는 등 이로울 수 있다.

특히 유해물질은 현재 분석 기술의 발달로 10억분의 1g(ng)까지 검출이 가능해져 유해물질이 전혀 없는 식품은 존재하지 않는다. 그 양이 문제다. 즉, 약과 독은 양이 결정하므로 모든 유해물질에는 기준치가 있는 것이고, 몸에 필요한 유익한 것도 양이 많거나 적으면 몸에 해롭기 때문에 권장량과 적정량이 있다.

예를 들어 '독에서 찾은 약'이라는 수식어가 붙을 정도로 인기 있는 보톡스(Botox)는 1,000만분의 1g만 먹어도 사람이 죽는다는 맹독성 물질이다. 그런데 적은 양으로는 미용과 사시에 좋고 천식 등 20여 질병에 듣는 치료약으로 사용된다. 그래서 기준치 이하의 미량을 먹으면 우리 몸에 큰 문제가 되지 않는다.

그리고 인간의 몸은 그렇게 허술하지가 않다. 우리가 낮잠을 자거나 놀거나 넋 놓고 있어도 간이나 신장 등은 우리 몸을 지키기 위해 빈틈없이 파수를 보고 있기 때문이다. 즉, 기준치 이하의 적정량은 우리 몸이 알아서 감당하고 무해하게 처리해 건강에 전혀 지장을 초래하지 않는다.

- **철분** : 성인의 1일 권장량은 10~12mg이다. 철분이 부족하면 면역세포의 살균 능력 저하로 면역력이 떨어져 각종 질병에 취약해진다. 또 손톱이 잘 부러지고 구내염이 생긴다.
  평소에 건포도나 견과류(땅콩, 아몬드, 호두)를 넉넉히 먹어야 철분 결핍에 시달리지 않는다.
- **칼슘** : 1일 권장량은 남성 700mg, 여성 800mg이다. 칼슘은 인체에 가장 많은 무기질이며, 인체 골격을 이루는 주재료다. 골다공증 예방에 좋으며, 우유, 작은 물고기, 육류, 시금치, 미역 등으로 섭취할 수 있다.

- **칼륨** : 1일 권장량은 남녀 모두 4.7g이다. 칼륨은 뇌 기능을 좋게 하고, 칼륨 결핍은 뇌암의 원인이 된다. 채소류와 과일류에 칼륨이 많이 들어 있다.

- **비타민 C** : 1일 권장량은 80~100mg이다. 비타민 C는 면역 증강, 활성산소 약화, 발암물질 억제 등의 작용을 한다. 비타민 C 부족은 감기, 괴혈병, 식도암, 위암, 췌장암, 장암 등을 일으키기 쉽다.

- **비타민 D** : 1일 권장량은 30ng/mL이나 600IU이다. 비타민 D가 부족하면 뼈가 약해지고, 골다공증, 치매, 암 발생과 밀접해 전립선암, 대장암, 유방암, 식도암 발병 위험을 높인다.
  비타민 D 수치는 30ng 기준으로 20~30ng 사이면 2,000IU 캡슐로 6개월치를 먹어야 하며, 20ng 아래면 5,000IU 캡슐로 6개월치를 먹어 빨리 비타민 D 수치를 높여줘야 한다.

- **나트륨** : 1일 10g 이하를 섭취 권고하고 있으며, 세계보건기구(WHO)에서도 성인 1일 섭취량 5g을 권고하고 있다. 짠 것을 지속적으로 많이 먹었을 때 나트륨의 유해성은 뇌졸중, 동맥경화, 고혈압, 위암, 식도암으로 나타난다.

- **설탕** : 1일 섭취 기준은 61g, WHO 기준은 50g이다. 설탕은 종양세포가 가장 좋아하는 에너지 공급원 중 하나로, 많이 섭취

하면 암이나 뇌졸중, 당뇨 등 성인병의 위험이 높아지고, 특히 유방암 발병 가능성이 높아진다.

흔히 먹는 프랜차이즈 과일주스 1잔에 평균 각설탕 10개 정도가 들어간다. 건강을 위해 가능한 한 먹는 횟수를 줄여야 한다.

- **헤모글로빈** : 남성 13~16.5g/dL, 여성 12~15.5g/dL이 정상 수치이다. 이 수치보다 너무 낮게 나오면 빈혈이나 백혈병, 관절염 등을 의심해 볼 수 있고, 너무 높게 나오면 각종 심장 질환이 올 위험이 높아진다.

  또 빈혈은 만성 출혈이나 철분 부족이 원인으로 증상이 가볍다고 놔두면 급성 심정지 위험이 높아진다. 그러므로 빈혈 환자나 심장질환자는 빈혈에 좋은 간, 굴, 달걀노른자, 살코기, 조개 등을 자주 먹어야 한다.

- **트랜스지방산** : WHO는 성인의 1일 섭취량을 2.2g으로 제한했다. 암을 유발하는 공포의 트랜스지방으로는 정제된 식물성 기름, 마요네즈, 샐러드용 드레싱, 마가린, 쇼팅유 등이 있다. 그리고 트랜스지방은 과자, 패스트푸드, 인스턴트식품 등 공장에서 생산되는 대부분의 식품에도 들어 있다. 가급적 먹지 않는 것이 좋다.

- **카페인** : 1일 권장량은 400mg으로, 인스턴트 커피 5잔에 해당

한다. 카페인을 많이 섭취하면 혈압이 높아지고 흥분·불안 증세와 수면을 방해하므로 적게 먹어야 한다.

- **콜레스테롤** : 총콜레스테롤 정상 수치는 240mg/dL이다. 우리 몸 유지에 꼭 필요한 성분이지만, 정상 수치보다 높을 때는 각종 성인병 및 동맥경화를 일으킨다.

- **식이섬유** : 1,000kcal 섭취 시 12g이 권장량이다. 식이섬유는 발암물질, 지방, 중금속 등의 유해물질을 흡착하고 변비가 개선된다. 또 비타민, 미네랄을 함유해 면역력을 높여준다.

- **물** : 1일 섭취량은 2L로, 물이 부족하면 암과 인플루엔자 등 질병 감염률이 높아진다. 건강하고 좋은 물이란 칼슘, 마그네슘, 칼륨, 실리카 등 4가지 성분이 균형 있게 녹아 있는 물을 말한다.

- **마늘** : 생마늘은 1일 1쪽, 익힌 마늘은 1일 성인 기준 4~6쪽이 표준량이다. 미국 국립암연구소가 선정한 항암식품 가운데 마늘이 1위일 정도로 강력한 자연 항암제이며 항암식품이다.

- **은행** : 1일 4~7알 정도가 섭취에 적당하다. 은행에는 계절적으로 맹독성 청산화합물이 생성되므로 날로 먹거나 한꺼번에 많이 먹어선 안 된다. 은행의 효능은 몸속의 독과 유해산소를 없애고 기침을 멎게 하며, 가래를 없애준다.

- **요오드** : 꼭 필요한 미량원소로 우리 몸에는 대략 14mg 정도 있다. 그리고 그 대부분이 갑상선에 존재하며 이 요오드가 갑상선 호르몬을 만드는 데 주원료가 된다. 만약에 요오드를 지나치게 많이 먹으면 갑상선기능항진증을 일으킬 수 있고, 또 지나치게 제한하는 것도 갑상선 호르몬 수치를 떨어뜨리므로 음식을 통해 적절히 섭취해야 한다.

- **요산** : 요산 수치가 7mg/dL를 넘으면 위험신호로, 이 선을 넘으면 통풍이 발병하므로 조심해야 한다.

- **치약 파라벤** : 1일 기준치 0.2%를 초과하면 안 된다. 치약에 들어 있는 파라벤 성분은 미생물의 성장을 억제시키는 보존제인데, 암 발병률을 높여 인체에 유해하다. 매일 이를 닦는 만큼 아침이나 저녁 한 번은 소금으로 이 닦는 것이 건강에 유익하다.

- **햇빛** : 하루 20~30분 정도 적당량의 햇볕을 쪼이면 암세포에 대항할 저항력을 길러주는 T-임파구가 강해진다. 햇빛에 의한 질병 억제 효과를 얻으려면 최소한 일주일에 세 번은 햇볕을 쬐어야 한다. 적당한 햇볕은 폐암 발병 위험을 낮춘다.

- **수면시간** : 하루 7~8시간이 적당하다. 수면시간이 사망률에 결정적인 영향을 미친다. 하루 7~8시간 자는 사람이 너무 많이 자거나 적게 자는 사람보다 사망률이 낮았다.

- **휴대전화** : 유해한 전자파가 나오므로 하루 통화시간을 30분 이하로 제한하는 것이 좋다. WHO 산하 국제암연구소는 휴대전화를 매일 30분씩 10년 이상 장기간 사용한 사람의 뇌종양 발생 가능성이 그렇지 않은 사람보다 약 40%가량 높을 수 있다고 발표했다.

- **방사선** : 허용 기준은 일본 후쿠시마 피난 기준, 가고시마 대피 기준인 연간 피폭선량 20mSv(밀리시버트)이다. 현대인은 자연 방사선을 받으며 살고 있고, 상당한 양의 의료 방사선에 노출되어 암 발병 위험이 커졌다.

- **온천욕** : 몸에 좋다고 온천을 오랜 시간 즐기는 사람들이 많은데 전신 온천욕의 적정 입욕시간은 약 5분 정도이다. 특히 심뇌혈관 장애를 가진 사람들은 전신욕의 경우 신체 전체에 많은 수압이 가해져 오히려 독이 된다. 즉, 전신 온천이 혈압과 심박수를 급상승시켜 위험하므로 반신욕으로 신체의 부담을 덜어줘야 한다.

자주 먹는 식품의 유해 첨가물 및 대책

- **햄** : 아질산염, 보존료 〈발암 위험〉 - 끓는 물에 2~3분 데침, 노란 기름은 제거.

- **베이컨** : 아질산염, 보존료 〈발암 위험〉 - 끓는 물에 데친 후 키친타월로 눌러 기름기 제거.
- **소시지** : 아질산염, 보존료 〈발암 위험〉 - 칼집을 살짝 낸 뒤 끓는 물에 데침.
- **식빵** : 수산화나트륨, 산도조절제 〈알레르기 질환 가능성〉 - 전자레인지에 살짝 데워 먹기.
- **두부** : 황산칼슘, 응고제 〈세포 기능 저하 우려〉 - 찬물에 몇 번 헹군 뒤 요리.
- **단무지** : 사카린나트륨, 감미료 〈발암 위험〉 - 찬물에 5분쯤 담갔다 사용.
- **맛살** : 푸마르산, 산도조절제 〈생식 기능 저하 우려〉 - 흐르는 물에 한두 번 헹구고 사용.
- **어묵** : 아질산염, 보존료 〈발암 위험〉 - 뜨거운 물에 데치거나 끓인 물에 살짝 헹구기.
- **라면** : 인산염, 산도조절제 〈메스꺼움〉 - 끓는 물에 삶은 면 꺼내 다시 물을 부어 끓임.

🌸 감각기관(치아, 눈, 귀) 건강관리 🌸

옛날에는 치과의사가 환자들의 이만 보고도 몇 살까지 살는지 예측할 수 있다고 할 정도로 예부터 이는 오복의 하나로 귀하게 여겼다. 세월이 지난 현재도 "치아 관리만 잘해도 장수한다"고 말할 정도로 치아 건강이 중요하다. 그것은 입속 세균이 혈관에 침투해 몸 안을 돌면서 심근경색이나 췌장암, 유방암을 유발하기도 하기 때문이다.

이렇게 구강 건강은 전신 건강에 영향을 끼친다. 하지만 주위에서 나이 든 노년층을 보면 대부분 자기 치아 가진 사람이 드물 정도로 치아 건강이 안 좋다.

한 노인 연구기관의 조사에 의하면, 천 명의 노인 중 52%가 풍치 등 치아 부실로 힘들고, 46%가 시력장애, 23%가 청력장애를 호소할 정도로 이·눈·귀의 총체적인 장애로 힘든 삶을 사는 것으로 나타났다.

치아의 경우 어른의 영구치는 사랑니 유무에 따라 28~32개다. 나이 들수록 하나둘 망가져 50대 초반에 24.8개인 자연니 숫자가 점점 줄어 65세가 되면 평균 12.1개로 절반으로 확 줄어든다. 또 필자 주변에는 잇몸이 안 좋아 치아를 다 뽑고 임플란트도 힘들어 틀니를 하는 지인이 여럿 있을 정도다.

이렇게 치아는 노화를 가장 잘 보여주는 징표다. 때문에 돋보기, 보청기와 더불어 틀니는 노인의 상징이기도 하다. 그래서 이·눈· 귀 장애로 안 살려면 이들 관리에 힘을 써야 한다.

나이 들어 치아의 건강을 잃었을 때 찾게 되는 것이 보철 치료인데 그중에서도 틀니를 가장 많이 한다. 우리나라 틀니 사용자는 60세 이상 인구의 약 70%에 해당하는 300만 명 이상이다. 이렇게 나이 들면 대부분 잇몸이 안 좋아 치아를 다 뽑거나, 틀니를 하거나, 치아가 군데군데 빠져 브리지하거나 임플란트를 한다.

이런 상황이 닥쳐 이가 부실하면 잘 씹지를 못해 음식을 먹는데 제약이 따른다. 그러다보니 제대로 못 먹게 되면서 영양 불균형을 가져오고, 이는 곧 노년층의 건강을 해치는 가장 큰 주범으로 꼽힐 정도다. 그래서 노년층의 삶의 질을 좌우하는 것 중 하나가 바로 치아 건강이다.

그럼 건강한 치아를 유지하려면 어떻게 해야 하나? 귀찮지만 아침이나 저녁 한 번은 소금으로 잇몸과 이를 닦는다. 그러면 잇몸도 좋아지고 충치 예방에도 좋으며, 특히 치약에 들어 있는 파라벤이란 성분의 발암물질을 안 먹어서 좋다.

또 세심한 칫솔질과 함께 치실로 프라그를 제거해주며, 치아 균열과 조각니를 잘 관찰해 이상 있을 시 치과를 방문한다. 그리고 1년에 두 번은 스케일링을 하고 이를 악다물지 않는다.

거기다 특히 치주 질환에 주의해야 하는데 그것은 구강 내 세균이 잇몸에 염증을 일으킴은 물론 치아 주위 골조직까지 파괴하므로 치주염을 방치하면 치아 대부분을 잃을 수 있고 정신건강까지 위협하기 때문이다. 그래서 구강 관리를 잘하려면 인체에서 세균이 가장 많은 곳이 입 안이고 세균이 모여 있는 세균집이 치석이므로 정기적인 스케일링을 통해 치석을 꼭 제거해야 한다.

치아뿐 아니라 40대에 들어서면 여러 가지 신체의 변화를 겪는다. 40~50대 이른 나이에 벌써 노안이 와 눈이 침침해 돋보기안경 없이는 신문 등 작은 글씨를 보기 힘들 정도로 생리적 시력장애로 인해 눈 불편을 호소하는 사람들을 주변에서 많이 본다. 특히 TV 앞에서 살거나 스마트폰과 컴퓨터 모니터에서 눈을 떼지 못하는 등 눈을 혹사하는 현대인들은 노안이 일찍 찾아온다.

노안은 젊어서 말랑말랑하던 수정체가 나이가 들면서 탄력을 잃고 두께 조절이 잘 안 되어 눈이 뻑뻑하고 시려 가까운 거리의 글씨나 물체가 잘 안 보이는 것을 말한다. 그래서 노안을 늦추려면 혹사당하는 눈을 자주 쉬게 해야 한다. 즉, 스마트폰이나 컴퓨터 화면, TV를 볼 때 의식적으로 눈을 깜박이고, 10~20분마다 한 번씩 먼 곳을 바라보며 눈을 쉬게 해야 한다.

또 쉬는 동안 눈을 감고 힘을 줬다가 다시 크게 뜨고, 상하좌우 눈동자를 돌리는 '눈 스트레칭'을 하면 안구건조증이 사라지고 눈이 피로하지 않아 좋다. 지나친 자외선 노출이나 흡연은 피하고, 물을 자주 마시는 것도 노안을 늦추는 방법이다. 노안은 돋보기안경으로 교정하지만 레이저 시술도 있고, 백내장과 노안을 한 번에 해결하는 수술도 있다.

또한 나이가 들면 실명에 이를 수 있는 3대 실명 질환인 황반변성, 당뇨망막병증, 녹내장 같은 안질환도 백내장, 노안과 함께 찾아든다. 특히 황반변성은 치료를 안 하면 2년 내 실명률이 15%에 달해 조심해야 한다. 그래서 이것들을 예방하려면 눈 피로를 풀어주는 아스타잔틴 성분이 들어 있는 연어, 새우, 송어를 섭취해야 한다.

또 황반변성 예방을 돕는 루테인 성분이 많은 케일, 브로콜리, 달걀노른자와 안구건조증을 예방하는 연어, 고등어 같은 등푸른 생선과 야맹증에 좋은 비타민 A가 들어 있는 당근, 시금치 같은 녹황색 채소를 자주 섭취해야 한다.

그리고 귀 청력 관리도 중요한데, 한 50대 유명 여가수는 난청으로 인해 청력이 많이 소실되어 보청기를 착용하고 있다고 고백할 정도로 젊어서도 청력장애를 가진 사람들이 늘고 있다. 이처럼 청력은 인간의 인식 기능 중 가장 빠르게 노화가 진행되어 젊은 나이인 보통 40대부터 난청이 시작되기 때문에 나이 든 층에 많은 허리, 다리 아픈 것보다도 타인과의 관계를 단절시켜 더 심각한 질환이다.

특히 65세 이상 노인의 경우 약 절반 이상이 대화에 장애를 줄 정도의 생리적 변화의 청력장애인 노인성 난청을 겪고 있다. 즉, 나이가 들면 보통 크기의 말소리를 듣는 데 어려움을 겪을 정도로 소리가 안 들리는 난청이 잘 생긴다.

난청 원인은 크게 두 가지다. 첫째는 노인성 난청이고, 둘째는 젊어서 이어폰 끼고 음악 크게 들어 귀를 혹사한 소음성 난청이다. 거기다 주변에서 보면 돌발성 난청 환자가 의외로 많을 정도로 돌발성 난청도 꾸준히 늘고 있는 추세다. 반복되는 소음과 바이러스,

과도한 스트레스가 주원인으로 추측될 뿐이고, 증상은 특별한 원인 없이 한쪽 귀만 먹먹하거나 소리가 3일 이상 잘 들리지 않고 이명과 어지럼증을 동반하는 질환이다.

특히 돌발성 난청은 2주 이내에 치료하면 호전되지만 치료시기를 놓치면 청력 손실을 가져와 평생 난청으로 고생할 수 있으므로 치료시기를 놓치지 않고 치료하는 것이 중요하다.

난청 이상이 나타나면 의사소통이 힘들어지고 전화·초인종 소리를 잘 듣지 못해 일상생활이 불편해진다. 그리고 우울증, 치매 등의 위험이 커진다. 거기다 주위에서 소외되고, 집단에서 따돌림당하는 사태로까지 몰린다.

그래서 젊어서 이어폰 꽂고 큰소리로 음악을 듣거나 에어로빅장 같은 데서 큰소리 나는 스피커로 인해 귀에 문제가 생기지 않도록 조심해야 한다. 또 TV 소리를 자꾸 크게 하는 습관 등으로 귀를 혹사시키면 나중에 귀가 안 들려 상대방과의 소통 중단이라는 상황까지 갈 수 있다. 그러므로 나이 들어 따돌림 안 당하려면 젊어서부터 미리미리 청력 관리에 신경을 써야 한다.

이렇게 나이 들어서 올 수 있는 감각기관 장애를 막으려면 젊어서부터 건강관리를 잘해야 한다.

🌸 성·사랑과
연애 🌸

　나이 들어 외로움은 피해야 할 노년의 적이다. 사람을 만나 사귀고 사랑하고 연애하고 의지하고 함께하고 싶은 건 나이를 떠나 인간의 본능이다.

　그런데 노년에 접어들어서는 성결핍 상태로 사는 경우가 많다. 황혼 이혼하거나, 한쪽이 사별하거나, 각자 각방 쓰거나 한 이불 안 쓰게 됨으로 해서 남같이 지내다보니 성은 인간이 즐겨야 할 '생의 선물'인데 도리어 성결핍 상태로 살게 되는 것이다. 하지만 노후와 노년 건강에도 성·사랑과 연애가 필요하다고 하겠다.

　70~80대 노인들을 대상으로 '노인과 성'에 관한 인터뷰한 TV 기사 내용을 보면, "성이 제일 우선이지 뭐. 늙어도 그건 마찬가지야", "그게 인생의 낙인데 그게 없으니까 암만 해도 재미는 덜 하

지"라고들 한다는 것이다.

또 한 예로 필자의 부친은 96세인데, 구순이던 어느 날 이야기 끝에 하시는 말씀이 "남자는 고개를 숙이면 인생이 끝난 거다"라고 하셨는데, 이 말은 아직도 성기능이 건재하다는 것을 은연중에 나타내신 것으로 보인다. 맥아더 장군은 "노병은 죽지 않는다. 다만 사라질 뿐이다"라고 했는데, 인간의 3대 욕구의 하나인 성욕은 90세가 넘어도 관리만 잘하면 사라지지 않는다.

사실상 노인 10명 중 4명이 즐긴다는 정년이 없는 노인의 성. 이렇게 성과 나이는 꼭 반비례하지는 않는다. 다만 노화로부터 완전히 자유롭지 못해 발기 횟수가 줄거나 질 분비물이 적어 질염 등에 자주 노출이 되겠지만 남녀 양성간의 본능적인 애욕이나 사랑의 감정은 노화와는 크게 상관이 없다.

성은 한 인간의 정신적인 상태가 건강한지, 아니면 왜곡되어 있는지를 측정할 수 있는 가장 예리한 척도 기준이다. 때문에 성욕은 정신건강의 바로미터라고 할 수 있다. 그런데도 성욕은 노인과는 거리가 멀다는 편견 때문에 노인들의 자연스런 감정이 억압되는 경우가 많다. 그런데 나이가 들면 호르몬 영향으로 다소 성욕이 떨어지거나 신체적으로 성적 능력이 떨어질 뿐이다.

한국소비자원 조사에 의하면, "60세부터 80대 초반까지 전체 노인의 60%가 성생활을 한다는 사실을 확인했다"고 말했다. 이처럼 우리 주변에서 보면 노년에 비아그라를 사용하면서까지 강한 집착을 보이는 노인들도 있고, 젊은이 못지않은 노익장을 과시하는 노인들도 많다.

하지만 대부분 나이 든 노년의 경우는 주변 분위기나 정서상, 신체 여건상 섹스(성)가 부담스러울 수도 있다. 그래서 가벼운 신체적 접촉 스킨십만으로도 부부관계에 아무런 문제없이 서로가 교감하고 즐거워하는 부류의 노인들이 더 많다.

우리 주변 실생활에서 부부가 스킨십으로 애정을 주고받으며 서로 교감하는 것들을 찾아보면 다음과 같다.

- 생활에서 기회 날 때마다 자연스럽게 키스를 한다.

- 부엌에서 요리할 때 뒤에서 포옹을 해준다.

- 서로 주물러 주고, 두들겨 주면서 마사지한다.

- 서로 머리 빗겨 주고 염색을 해준다.

- 밖에서 활동할 때 가방 들어주고 손잡고 다닌다.

- 욕실에서 서로 비누칠해 주고 등도 밀어준다.

- 스포츠댄스를 배워 함께 춤을 춘다.

이렇게 노년의 성은 두 사람이 품격 있게 함께 바라보고, 함께 있고 함께 가벼운 스킨십을 하는 것만으로도 즐겁고 만족할 수 있으면 되는 것이다.

또 65세 이상의 시니어에게 성·사랑·연애는 기본적인 욕구인 성욕을 충족하는 정도의 의미뿐만 아니라 소통을 통해 살아 있음을 확인하고 몸과 마음을 건강하게 만드는 생활의 한 부분으로 작용하므로 매우 중요하다.

특히 육체의 언어인 건강한 성생활은 치매 예방, 우울증 완화, 면역물질 분비로 면역력 향상에 좋고, 운동 효과, 요통·치통·관절통 등의 통증 완화는 물론 회춘 효과까지 있다는 연구 결과도 있다.

따라서 건강한 삶을 위해 - 살아 있는 한 - 인간에게 비타민같이 꼭 필요한 성생활을 노후에도 즐기자. 그리고 이렇게 사는 적극적인 삶이 노후를 더 생기 있고 즐겁고 건강하게 잘 늙게 만든다는 사실도 잊지 말자.

🌸 건강테크와
삶의 질 🌸

　인생에 공짜로 주어지는 것은 아무것도 없다. 당연하게 여겨지는 일상이나 건강도 스스로 손에 넣어야 한다.

　주변에서 보면 생각으론 건강의 소중함을 아는 것 같은데, 막상 행동하는 것을 보면 건강을 필수가 아닌 선택 정도로 알아 건강테크에 소홀한 사람들이 의외로 많다.

　하지만 남은 인생 후반부 삶을 골골, 비실비실, 아프게 살아 주위에 민폐만 끼치고 동정이나 위로, 도움만 받고 살 것인지, 아니면 아프지 않고 활기차게 밝고 건강하고 즐겁게 살 것인지는 본인의 의지와 선택에 달렸다. 건강에 신경 쓰고 스스로 도와야 하늘도 돕지, 노력도 없이 건강을 바라거나 건강을 포기하면 건강운도 따르지 않고 하늘도 포기한다.

고령화 사회인 일본에서는 본인 의사가 확인되지 않으면 은행에서 돈 인출이 어려워 치매에 걸린 환자들이 보유한 오도 가도 못하는 금융자산이 계속 늘어 일본 경제가 큰 부담이라는 신문기사를 봤다. 이처럼 건강할 때 소유하고 있는 돈이 자산이지 치매나 시한부 삶에 가지고 있는 돈은 유산에 불과하다. 일본뿐만 아니라 우리나라도 사회적으로 치매 문제가 심각한 수준이다.

한 TV 프로그램 〈같이 살래요〉가 가족 간의 끈끈한 정과 화기애애한 가족 분위기를 잘 그려내 상당히 인기를 끌었는데, 이 드라마가 우리를 안타깝게 한 것은 중후반부에 이르러 여주인공이 치매란 병에 걸린 것이다.

즉, 고생 끝에 성공한 사업가로 나오는 여주인공이 성공의 누림과 옛 애인과의 재혼의 기쁨도 잠시 초기 치매로 인지능력이 떨어져 자산 활용의 의사표시가 어렵게 되자 치매질환자를 대신해 재산을 관리하는 제도인 '성년후견인'을 지정한다.

이 대목을 보면서 많은 시청자가 느낀 것은 치매 환자가 남의 이야기가 아닌 본인과 가족이 될 수 있다는 것이었고, 또 하나는 치매가 얼마나 무서운 병인가를 이 드라마를 통해 실감하고 경각심을 갖게 되었다는 것이다.

앞서 보듯이 건강이 뒷받침이 안 되면 모든 게 소용없다. 아무리 재테크를 잘해 1억, 10억, 100억 뒷 숫자 '0'이 계속 늘어나 돈을 많이 모았더라도 맨 앞 숫자인 '1'이라는 숫자가 없으면 그냥 제로(0)가 된다. 즉, '1'을 건강으로 본다면 건강이 없으면 제로 인생이 되는 것이다.

우리는 주위에서 얼마 전까지만 해도 노후를 즐길 충분한 돈과 번듯하게 성장한 자식들이 있는 멋진 성공한 신사였는데, 상처하고 한순간 건강을 잃고 나자 아무것도 할 수 없는 존재가 되는 경우를 보곤 한다. "긴 병에 효자 없다"는 옛말처럼 시간이 지나면서 자식들마저 하나둘 바쁜 핑계로 외면해 버려 결국 요양병원에서 홀로 죽어가는 딱한 처지의 이런 노인들이 갈수록 점점 더 늘어나고 있는 추세다.

나이 들어서는 오래 사는 것보다 온전한 정신상태에다 거동이 불편하지 않고 남한테 짐이 안 될 정도까지만 살아야 한다. 오래전에 헬스장 주변 여자들 사이에서 떠돌았던 재미있는 농담이 있었다. "예쁜 여자 돈 많은 여자 못 이기고, 돈 많은 여자 많이 배운 여자 못 이기고, 많이 배운 여자 건강한 여자 못 이긴다"라는 건강에 관한 우스갯소리였다.

또 원수 보복도 '상대방 일찍 죽는 것 본인이 살아서 두 눈으로 보는 것이 갚는 것이다'라고 할 정도로 건강하지 않으면 돈, 재산,

명예 모든 게 다 소용없다. 나이 들어서는 건강하게 살아 버티는 것이 '잃어버린 10년'이 안 되고 '마지막 건강한 10년'이 되어 결국은 인생에서 최후의 승자가 되는 것이다. 그래서 나이 들어서는 재테크보다 건강테크에 더 신경을 써야 하는 이유다.

인생에서 호화로운 노후는 아니더라도 고단한 노동에서 벗어나 최소한 의식주 걱정 없이 가끔 찾아오는 손주들에게 용돈이라도 쥐어주고, 멀리는 못 가더라도 국내 여행을 손주와 함께 다녀올 정도로 여윳돈이 있고 몸 건강히 편안하게 지냈으면 하는 것이 모든 노인들의 바람이다.

즉, 인생을 축구로 비유하자면 옛날에는 평균 수명이 짧아 전·후반전 없이 하나로 합쳐져 있었다면, 지금은 전·후반전이 엄연히 따로 있을 정도로 인생 2막 후반부가 길어졌다. 전반부에 아무리 잘했더라도 후반전에서 암이나 치매 같은 자살골이라도 먹어 건강을 잃으면 인생에서 패배자로 전락해 노년이 힘들어진다.

이렇듯 인생의 모든 것은 후반전에 결정난다. 그래서 노년 행복을 결정짓는 인생 2막을 잘 보내야만 한다.

요양병원, 양로원, 복지관, 주민센터, 탑골·종묘공원 등 어딜 가나 노인들은 아프고, 쑤시고, 외롭고, 돈 없는 '잃어버린 10년'의 삼중고, 사중고를 겪는다. 마지막 10년 동안 5~6년 앓다가 남성은

80세, 여성은 86세쯤에 쓸쓸한 죽음을 맞이한다. 이렇게 몸이 아프고 불편한 가운데 보내는 노년의 삶이란 무의미하다. 건강한 삶의 기초 위에서 노후대책이 필요한 것이다.

수명은 늘었는데, 건강은 안 받쳐주고, 모아 둔 돈은 동났는데 여생은 아주 긴 이런 식이 되어서는 행복한 노년의 삶을 기약할 수 없다. 이래서 삶의 마지막 10년이 평안한 수준이 되어야 명품 노후인생이라 할 수 있고, 더 나아가 진짜 선진국이라고 할 수 있겠다.

그래서 생의 마지막에 '잃어버린 10년'이 안 되기 위해서는 위급할 때 쓸 여윳돈, 비상자금 마련과 나이 들어서는 부동산이나 목돈이 중요한 것이 아니고 적더라도 잔잔하게 계속 나오는 샘물처럼 현금의 흐름(flow)인 매달 일정하게 나오는 생활비와 건강을 겸비해야 한다.

즉, 젊어서는 건강보다는 명예나 부가 행복의 척도였다면 노년에는 어느 정도의 여윳돈과 아울러 건강을 더 행복의 척도로 삼아야 한다. 그것은 건강해야 사는 기쁨이 있고 행복이 있고 보람이 있기 때문이다. 병약한 몸으로 살아가는 인생에서 무슨 의미와 즐거움이 있겠는가.

보통 사람들 생각으론 흔히 나이 들면 다 아픈 줄 아는데, 의외로 젊은 사람 못지않게 관리를 잘해 노익장을 과시하는 건강한 노인들도 주변에 종종 있고, 자신의 나이에서 15세를 뺀 것이 신체적 나이라고 할 정도로 나이에 비해 젊은 육체를 가지고 살아가는 노인들도 많아졌다.

즉, 젊어서부터 건강테크를 잘해 70~80대가 되었지만 40~50대와 견주어도 체력이나 능력이 조금도 뒤지지 않는 노년층이 점점 늘어나고 있는 추세다. 남은 노년 건강관리 잘해 건강해야 마지막 남은 기간을 행복하게 잘 보낼 수 있다.

🌸 웰빙·치유 음식과
사계절 비상 양식 🌸

나이 들어서는 1인 가구가 많아 끼니를 거르거나 제대로 챙겨 먹지 못하는 경우가 많다. 이런 상황이 반복되다보면 몸의 기능 저하로 면역력이 떨어져 각종 질환에 취약해진다.

노인의 경우는 2주 정도만 곡기를 끊거나 식사를 못하면 돌아가신다. 특히 혼자 사는 노인네들은 여름·겨울에 잘 쓰러진다. 그래서 여름철 폭염이 있는 삼복에는 예부터 보신탕, 삼계탕, 추어탕, 장어탕 등의 고단백 식품들을 먹어 더위에 지쳐 쇠약해진 몸을 보신했다.

이와 마찬가지로 기력이 떨어진 노인들은 하루하루 대충 때우는 식으로 먹어서는 안 되고, 적극적으로 홀로서기에 필요한 몸에 좋은 갖가지 음식들을 찾아 잘 먹어야 한다.

그 가운데 대표적인 예로 콩은 나이 든 노년에 정말 자주 먹어야 할 음식이다. 콩은 예부터 '밭에서 나는 소고기'라고 할 정도로 풍부한 단백질 공급원으로 슈퍼푸드의 목록 중 1위의 장수식품으로 꼽힌다.

또 콩에는 질 좋은 단백질과 풍부한 식이섬유, 다양한 미네랄, 비타민, 뛰어난 항암 효과까지 있어서 노년 건강을 위해 꼭 섭취해야만 하는 필수 음식이다.

웰빙·치유 음식

- **원기 회복에 좋은 음식** : 전복, 굴, 검정깨, 장어, 미꾸라지, 복어, 콩.

- **면역력을 높이는 음식** : 파프리카, 브로콜리, 생강, 버섯류, 인삼, 홍삼류, 바나나, 감, 배, 포도, 무, 굴, 가지, 양파, 단호박, 당근, 옥수수, 토마토, 각종 발효식품.

- **암 예방에 효과 있는 음식** : 마늘, 가지, 토마토, 배, 코코아, 양파, 사과, 고구마, 양배추, 해삼, 블루베리, 브로콜리.

- **스트레스 해소에 도움이 되는 음식** : 감자, 고구마, 옥수수, 바나나, 연어, 참치, 미역, 다시마.

- **만성 피로를 해소하는 음식** : 매실, 딸기, 키위, 사과, 감귤 껍질,

방울토마토.

- **감기 초기에 건강을 지킬 수 있는 음식** : 생강, 도라지, 모과, 국화, 무, 배, 귤껍질, 홍차, 식초.

- **불면증 해소에 도움을 주는 음식** : 매실, 오디, 호두, 대추, 바나나, 파인애플, 토마토, 키위, 아보카도, 구기자, 율무.

- **황사나 각종 중금속 등을 해독하는 음식** : 도토리묵, 도라지, 마늘, 사과, 미나리, 해조류, 된장, 숙주나물, 콩나물, 삼겹살, 클로렐라, 머위.

- **두뇌를 좋게 하는 음식** : 감자, 검은깨, 견과류, 닭고기, 대추, 등푸른 생선, 미역 등 해조류, 수수, 우유, 치즈, 조개, 게살, 굴, 시금치, 콩, 호박씨, 달걀.

- **정력에 좋은 음식** : 굴, 새우, 마늘, 생강, 참치, 토마토, 검은깨.

- **소화에 좋은 음식** : 보리, 무즙, 귤껍질.

- **위와 장을 튼튼하게 하는 음식** : 고구마, 바나나, 무, 양배추, 감자, 브로콜리, 사과.

- **피부미용에 좋은 음식** : 고구마, 연어, 키위, 해바라기씨, 차.

- **세계 10대 슈퍼푸드** : 아몬드, 블루베리, 브로콜리, 단호박, 밤콩, 케일, 귀리, 오렌지, 연어, 플레인 요구르트.

- **세계 5대 건강식품** : 인도의 렌틸콩(마른 콩 종류), 일본의 낫토

(콩 발효), 스페인의 올리브유, 그리스의 요거트(우유 발효), 한국의 김치(발효 음식).

• **건강 장수식품** : 세계적으로 유명한 장수마을 사람들의 특징인 낫토, 치즈, 요구르트, 김치 같은 발효식품을 많이 먹는 것이 장수의 비결.

사계절 비상 양식

• **봄·가을** : 하루 견과류 1봉지나 바나나·감자 간식.

(견과류는 칼슘, 단백질, 비타민 E, 오메가-3 지방산, 식이섬유가 풍부한 식품계의 우등생 장수식품이다. 감자는 필수 아미노산, 비타민 C, 칼륨, 칼슘, 인, 무기질 등 거의 대부분의 영양소를 함유하고 있는 땅속의 보약일 정도로 웰빙 간식으로 훌륭하다.)

• **여름** : 삼계탕·추어탕 등 고단백 식품, 바나나·건포도·옥수수 간식.

(건포도는 칼슘, 철, 마그네슘, 칼륨 등 무기질과 비타민 B, 특히 항산화 효능이 탁월하고 보관과 휴대 또한 편해 비상 양식으로 손색이 없다. 옥수수는 식이섬유가 많아 변비 개선과 잇몸 치료 성분으로 구강에 도움을 주며, 삶아 먹으면 항산화 성분이 많아져서 여름철 건강 간식으로 최상이다.)

- **겨울** : 초콜릿이나 초콜릿바, 꿀 + 계피가루, 고구마 간식.

  (초콜릿은 75g 열량이면 밥 한 공기와 비슷해 높은 열량을 빨리 공급하므로 겨울 비상 양식으로 적당하다. 또한 100세 넘게 장수하는 사람들이 공통적으로 즐겨 먹는 초콜릿의 원료인 카카오에는 폴리페놀이 풍부해 강력한 항산화 작용을 하므로 장수 간식으로 안성맞춤이다. 고구마는 겨울 건강을 지키는 온 국민의 영양 간식으로 비타민 A와 C, 그리고 항산화 성분이 풍부해 암까지 예방할 수 있다.)

무병장수를 위한
13가지 건강 꿀팁

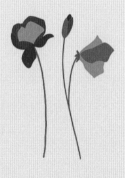

🌸 건강 꿀팁 ①
운동 🌸

　건강과 운동은 떼려야 뗄 수 없을 정도로 밀접하고 중요하다. 특히 100세 시대에는 건강해야 노후가 보장되고 또한 잃어버린 10년의 노후가 안 되려면 건강해야 한다.

　이제는 본격적인 고령화 사회다. 이러다보니 고령자만 많은 것이 아니라 고령 환자까지 많게 되다보니 집집마다 노인 요양원 문제가 골칫거리로 대두된다. 즉, 많은 사람이 마지막을 요양원에서 수년을 고생하고 결국 중환자실에서 몇 주의 고통을 당하다 세상을 떠난다. 그 사이에 가족들은 지치고 불화가 생기고 병원비 문제로 어려움을 겪는 게 현 실정이다.

　이렇게 유사 이래 인간은 무병장수를 꿈꾸어 왔는데, 장수는 되고 있지만 무병이 어렵다. 그래서 아프지 않는 무병장수의 노후를 맞이하기 위해서는 운동이 필수라는 얘기다. 또한 기적처럼 살아난 암 생존자들과 장수자들의 공통된 것 중에 운동이 포함되는 것만 봐도 운동의 중요성을 알 수 있다.

연구기관 결과 발표나 실제로 주변에서 보면 규칙적인 운동을 하는 사람들은 모든 암에 있어 발병률이 낮은 걸로 나와 있다. 그것은 운동을 하게 되면 몸의 유연성과 기력이 좋아지고 심혈관이 더욱 넓어지기 때문이다.

또 체중이 감소하고 혈압이 저하되는 등 신체에 좋은 영향을 미친다. 그리고 그 무엇보다도 운동의 가장 큰 긍정적 영향은 정신적인 이로움이다. 즉, 즐거움, 정신적 활력 등을 얻을 수 있는 것이다.

우리는 '무병장수'란 말을 많이 한다. 그런데 그 말은 요즘엔 통하지 않는 옛날이야기다. 한마디로 무병하면 장수하기 어렵다. 건강을 자신해서 별다른 관리도 없이, 긴장 없이 마음 놓고 지내다가 갑자기 병마를 만나면 처음 간 병원이 마지막이 될 정도로 이미 병이 깊을 대로 깊어서 제대로 싸워보지도 못하고 무너지기 때문이다. 그래서 평생 품고 가야 하는 병 한두 가지 정도는 있어야 평소 운동을 열심히 하는 등 건강을 관리하고 장수할 수 있다는 '일병장수' 얘기가 나온다.

실제로 피트니스 클럽, 공원, 앞산, 뒷산에 가보면 눈이 오나 비가 오나 사계절 꾸준히 운동하러 오는 사람들을 보면 대부분 큰 병을 앓았던 사람들이다. 또 성인이 된 후 활발한 운동으로 보낸 1시간은 수명을 1시간씩 연장시킨다는 연구 결과가 나와 있다.

현재 남성 성인의 경우 하루 3,000~4,000보 정도 걷는 것으로 나타났는데, 어떻게든 하루 1만~1만 5천 보를 걸어야 한다. 만일 그 이하로 걷는 날이 많아지면 면역력이 떨어지고 심장병과 당뇨병 등의 대사질환에 걸릴 위험이 커진다.

따라서 올레길, 둘레길도 걸어보고, 산행도 해보고, 바닷길도 걸어보고, 거기다 체력과 돈이 뒷받침되고 시간까지 허락된다면 과감히 해외로 나가보자. 지상에서 가장 아름다운 산행이라는 뉴질랜드 밀퍼드 트레킹을 비롯해 네팔의 히말라야 트레킹, 스페인 산티아고 순례길, 남미 잉카 트레킹, 규슈 올레 트레킹 등 어디든 걸어보자! 특히 매일 먹는 세끼 밥과 더불어 평소 매일 만보 걷기 등 매일 하는 운동이 건강을 위한 보약임을 명심하자.

노년기 건강에는 운동 중에서도 근육 강화 운동이 중요하다. 왜냐하면 근육은 40대 이후 해마다 1% 이상씩 감소, 80세가 되면 최대 근육량의 50% 수준이 되고, 근육이 감소하면 병을 이겨내는 힘도 떨어지기 때문이다.

그래서 노년기 건강에는 근육에 답이 있다할 정도로 50~60대부터는 근육 강화를 위해 근육 운동을 해야 하고, 근육 강화 중에서도 특히 허벅지 강화를 위해 하체 운동을 많이 해야 한다. 그것은 하체 근육이 질병을 예방하고 질 높은 삶을 유지하는 데 아주 중요한 역할을 하기 때문이다. 근육 강화를 위해서는 단백질 섭취와 근력 운동이 꼭 필요하다.

나이 들어 하체가 부실하면 더 큰 문제가 발생한다. 즉, 하체 근육량이 줄면 잘 넘어지고, 작은 충격에도 큰 부상을 입는다. 골다공증 환자의 경우 큰 부상을 입으면 사망할 수도 있다.

허벅지 근육은 우리 몸의 근육 중에서 당분을 가장 많이 저장하고 대사시키는 역할을 한다. 따라서 노년층은 이 부위가 발달해야 같은 영양소를 섭취하더라도 더 오랫동안 힘을 낼 수 있다.

허벅지 근육을 키울 수 있는 가장 쉬운 방법을 생활에서 찾아보면 걷기와 구보이다. 나이 들어서 걷기는 허벅지 근육을 키우는 데 좋은 운동인데, 가장 효과적인 걷기 운동은 산림욕과 겸하는 것이다.

세상에서 가장 오래 사는 평균 직업군을 따지면 그것은 목동이다. 왜 오래 살까. 그것은 공기 좋은 곳에서 적당히 운동을 하기 때문이다. 즉, 오래 사는 데는 일이든 운동이든 과로하지 않는 범위에서 꾸준히 움직이는 게 제일인데, 목동이 사는 유목지대는 대부분 공기가 좋은 해발 700m 전후에 위치하고, 몸에 무리가 갈 만큼 격한 운동도 없으면서 하루 종일 많은 가축들을 몰고 산을 오르고 내리는 일을 반복하는 등 생활에서 많이 걷기 운동을 하기 때문에 건강하다.

또 장수하는 사람의 경우 대부분 발에 티눈이나 굳은살이 있다는데, 이것은 그만큼 많이 걸어 다녔다는 것을 입증한다. 그리고 50대를 출발선에 일렬로 세우고 걸어오라고 할 때 늦게 오는 순서부터 먼저 죽어간다고 해도 과언이 아닐 정도로 뒷짐지고 천천히 오는, 걷는 속도가 느린 사람이 빨리 죽는다. 그래서 보통 걸을 때 조금 빨리 걷는 것이 좋다. 1분에 120보를 숨이 찰 정도로 빨리 걸어야 심장이나 혈액순환에 좋고 허벅지 근육 키우는 데 좋다.

특히 나이 들어서는 수영이나 자전거 타기가 관절에 큰 무리가 가지 않고 하체를 튼튼히 하는 데 아주 좋다. 필자의 경우 시간 날 때마다 걷고 매일 아침 뒷산에 올라 운동기구 만지며, 주말에는 산행 아니면 자전거 타기 등 근육 강화에 힘쓴다.

그리고 100세 시대가 되면서 최근에는 승마가 노후에 즐길만한 스포츠로 각광받는다. 그것은 나이가 들면 대사량이 부족해 누구나 근육량이 줄어드는데, 승마는 근육을 골고루 발달시켜 근력을 늘려주는 좋은 운동으로 알려졌기 때문이다.

🌸 건강 꿀팁 ②
수면, 불면(증) 🌸

    수면은 몸뿐만 아니라 머리와 마음까지 휴식하게 하기 때문에 잠 잘 자는 수면력이 강해야 건강해질 수 있다. 수면력이 약한 사람들의 특징은 너무 쓸데없는 잡생각이 많다는 것이다. 그래서 불면증 치료에 우선은 쓸데없는 잡생각을 하지 않으려고 노력하는 것이다.

    불면증은 전체 인구의 3분의 1이 겪었거나 겪고 있을 정도로 아주 흔한 수면 질환이다. 그리고 불면증으로 잠을 자지 못하면 여러 가지 건강상의 문제가 생긴다.

    즉, 불면증으로 깊은 잠을 충분히 못 자는 수면 부족은 면역력을 떨어뜨려 감염 질환과 암에 걸릴 위험을 높인다. 반대로 어디든 기대거나 누우면 바로 잠드는 사람은 수면력이 강한 사람으로 건강에 좋은 조건을 갖췄다고 할 수 있다.

그런데 65세 이상 노인의 경우는 절반이 불면증을 겪을 정도로 흔히 겪는 증상이다. 따라서 치료가 정말로 필요한 경우는 1%에 불과하며 누구나 겪는 가벼운 증상쯤으로 여겨도 된다.

특히 나이가 들면 식사습관, 성격, 주변 환경이 변하는 것처럼 수면습관도 변한다. 수면습관이 변하는 가장 큰 이유는 하루를 주기로 변하는 생체 리듬이 빨라지기 때문이다.

생체 리듬은 낮엔 활동할 수 있게 신체가 깨어나고, 밤에는 안정적인 상태로 휴식을 취하도록 하는 일종의 시계다. 낮에는 활동을 돕는 호르몬이, 밤에는 휴식을 돕는 호르몬이 분비되는데, 생체 리듬이 빨라지면 한밤중에 나와야 할 멜라토닌이 초저녁부터 나와 일찍 잠들게 되고, 그만큼 빨리 사라져서 새벽잠이 없어진다.

또 노인의 수면습관 변화는 활동량이 줄어드는 탓도 있다. 몸을 많이 안 쓴 만큼 오랫동안 쉴 필요가 없는 것이다. 이 때문에 총수면량이 줄고, 한번 잠에서 깨면 다시 잠들기 어려워진다.

하지만 이렇게 자주 깨거나 잠들기 어렵다고 해서 노인들 모두 건강에 문제가 있는 것은 아니다. 즉, 4~5시간 자도 피로를 안 느끼면 몸은 정상으로 봐도 된다. 오히려 노인 불면증에 예민하게 반응하고 걱정하면 증상이 심해져 진짜 치료가 필요한 상황이 될 수 있다. 즉, 잠을 못 자는 것에 압박감을 느끼거나 숙면에 너무 집착하는 부정적인 감정 자체가 불면증 악화의 주요 원인이기 때문이다.

따라서 노인의 불면증은 대수롭지 않게 여길 수도 있겠지만, 중·장년층과 젊은 사람들의 경우는 암 등 다른 질병을 유발할 수 있어 관심 있게 봐야 한다.

쾌면인 잠을 푹 자 숙면을 취하면 그 어떤 피로도 쉽게 풀리고 멜라토닌과 성장 호르몬 등 신체활성 호르몬이 증가하기 때문에 건강에 도움을 준다. 즉, 단잠은 우리 몸에 있는 흉선이란 장기의 기능을 높여 우리 몸의 저항력·면역력을 높여주기 때문이다.

그러나 반대로 야근 등으로 숙면에 지장을 받을 경우 생활 리듬이 바뀌어 스트레스로 작용하고, 이에 따라 수면 부족으로 인해 멜라토닌 생성이 부족하게 되면 면역체계에 이상을 초래해 암 발생 가능성이 높아진다는 연구 조사 발표도 있다.

또 미국 보스턴 의대 대니얼 박사팀은 수면시간이 사망률에 결정적인 영향을 미친다는 연구 조사 결과를 발표했는데, 수면을 너무 많이 취해도, 너무 적게 취해도 사망할 가능성이 높아 7~8시간 수면을 취해야 한다는 것이다.

그럼 잠을 잘 자기 위해서 기본적으로 지켜야 하는 수면 위생과 불면증 해소법을 살펴보면 다음과 같다.

- 시계나 TV 등을 멀리한다.

- 커피 등 카페인을 멀리한다.

- 자기 전에 따뜻한 차나 우유를 마신다.

- 나쁜 수면제인 술을 멀리한다.

- 명상이나 자기 최면법 등을 써본다.

- 가슴 아래는 따뜻하게, 가슴 위는 차갑게 해본다.

- 침실은 어둡고 조용하게 한다.

- 몸을 고르게 잘 받쳐주는 매트리스를 사용한다.

- 자기 1시간 전 가벼운 운동을 한다.

- 잡념을 떨치고 머리를 비운다.

- 적당한 높이(6~8cm)의 베개를 사용한다.

- 발끝 부딪치기를 하거나 누워서 손발을 들고 털다가 확 내려놓는 이
  완요법을 써본다.

- 매일 취침 전 샤워나 반신욕을 한다.

그리고 짧은 낮잠, 오수를 즐기는 것도 불면증 해소와 정신건강
에 유익하다. 많은 학자들은 30분 정도의 낮잠을 '뇌에 생기를 불

어넣는 좋은 양생술'이라 했다.

　15~30분간의 낮잠을 즐기는 것은 생산 능률이 향상되고 정신건
강에 힘이 된다. 그래서 나이 들어서는 불면으로 부족한 잠을 보충
하기 위해서라도 짧은 낮잠을 습관처럼 즐겨야 한다.

🌸 건강 꿀팁 ③
체온 🌸

보통 체중계는 자주 재어보면서 체온계를 재는 사람은 환자 아니고는 드물다. 지금 당장 자신의 체온을 재어보자. 본인들은 정상 체온을 유지하고 있을 것 같지만 의외로 저체온인 사람들이 많다. 그것은 운동을 싫어하고 찬 음식과 에어컨 등 몸을 차갑게 하는 습관과 주변 환경들이 이렇게 만든 것이다.

장수 국가 1위인 일본 사람들은 대부분 몸을 따뜻하게 해주는 습관들을 가지고 있다. 즉, 취침 전 아니면 아침에 일찍 일어나서 매일 목욕하는 목욕문화의 건강한 생활습관으로 건강을 유지한다. 꼭 탕 있는 욕조에 들어가 매일 반신욕으로 혈액순환과 체온을 높이는 개인 노력과 또 지자체마다 운동하는 노인들에게 상품권을 나눠주어 운동을 통해 체온을 높이고 면역력을 강화해서 건강을 지키게 하는 것들이 일본 사람들의 장수 비결로 꼽힌다.

우리는 일상생활 속에서 '춥다', '덥다', '열이 난다' 등 체온과 관련된 말들을 자주 쓴다. 체온을 안다는 것은 자신의 생활방식을 아는 것이기도 하기 때문에 환자는 물론 일반인도 가끔은 자신의 체온을 잴 필요가 있다.

체온을 측정하는 방법으로는 전자체온계를 항문에 넣고 재는 방법, 혀 밑에 넣고 재는 방법, 겨드랑이 중간에 넣고 재는 방법, 귓속에 넣고 재는 방법의 4가지가 있다. 실제로 체온을 측정해보면 정상 체온 36.5도를 유지하고 있는 사람이 그다지 많지 않다는 것을 발견할 수 있다.

활기차게 생활하는 사람의 체온은 36.8도 정도로 높다. 그다지 활기차지 않거나 한가로운 사람의 체온은 보통 기준으로 말하는 36.5도이다. 대부분의 병은 몸을 혹사해 체온이 낮아지는 데서 발생하는데, 이때는 36.0도에도 미치지 못하는 저체온 상태가 된다.

우리 몸이 건강하게 잘 작동되고 있는지를 보여주는 바이털 사인(Vital Sign)이라는 게 있는데, 그것은 바로 혈압, 맥박, 호흡, 체온 4가지다. 응급실에 가거나 수술하기 전에 이 바이털 사인을 꼭 체크하기 시작한다. 바이털 사인 중에서도 체온은 건강한 삶과 밀접한 관계가 있다.

체온에 관한 연구에 따르면, 체온은 36~37.5도일 때 가장 건강하다고 한다. 35~36도라면 당장은 아니더라도 잠재적인 환자 후보군으로, 장기화되면 온갖 질병이 생길 수 있다. 그것은 체내 대사에 필요한 효소 활동이 약해져 산소나 영양분이 우리 몸에 제대로 운반되지 않기 때문이다.

체온이 1도 저하되면 면역력을 30% 정도 저하시킨다. 그것은 면역을 담당하는 림프구의 양이 줄어들어 면역 기능이 약화되기 때문이다. 반대로 체온이 1도 상승하면 땀이 나기 시작해 면역력이 순간 5~6배 증가되므로 하루 1~2회는 땀을 흘리는 것이 좋다.

운동으로 근육을 사용하면 열이 나고 체온이 올라가 혈액순환이 잘 된다. 그러나 신체활동이 부족하면 몸이 열을 잘 내지 않게 된다. 그러면 늘 저체온 상태가 되어 혈류장애가 일어나 질병에 취약한 상태가 된다.

주변에서 환자들을 보면 대부분 손발이 차갑다. 실제로 암 환자들의 체온을 재보면 정상 체온을 훨씬 밑도는 저체온이 대부분이다. 반대로 평소에 자주 운동을 하면 체온이 올라가고 혈액순환이 잘 되어 면역력이 높아지기 때문에 질병에 잘 걸리지 않는다.

따라서 나이 들어서는 습관적으로 매일 따끈한 차 한 잔과 샤워 등을 통해 체온을 높여야 한다. 그리고 가끔 목욕, 족욕, 반신욕, 온천욕 등을 하거나, 꾸준히 걷거나 자전거 타기를 즐기며 몸을 따뜻하게 해주어야 한다. 그러면 숙면에 좋을 뿐만 아니라 면역력도 높아지고 저체온증으로부터 벗어날 수 있어 좋다. 이렇게 체온을 높이는 생활습관으로 활기차고 건강한 노년을 기대해 보자.

🌸 건강 꿀팁 ④
미네랄과 미네랄 결핍으로 인한 질병 🌸

　무기질이라고 하면 유기물질을 만들고 있는 탄소, 수소, 산소, 질소를 제외한 나머지 원소를 일괄해서 말하는데, 영어로는 미네랄(mineral)이다.

　미네랄이 우리 몸에서 차지하는 비율은 4%로 매우 적다. 하지만 미네랄은 세포의 정상적인 대사활동을 위해 우리 몸에 꼭 필요한 영양소로, 단백질, 지방, 탄수화물, 비타민과 함께 5대 영양소로 꼽힌다. 여기에는 대표적인 칼슘, 마그네슘, 아연, 망간, 크롬, 칼륨, 셀레늄, 철분 등 70가지가 넘는다.

　우리 몸에 미네랄이 부족하면 단백질, 탄수화물, 지방, 비타민이 몸속에 아무리 많아도 쓸모가 없어진다. 왜냐하면 미네랄은 신체성장에 관여하고 생리 기능을 조절하며, 단백질, 탄수화물, 지방을 에너지로 전환하고 비타민이 몸속에 흡수되도록 돕는 역할을 하기 때문이다.

미네랄은 몸속에 합성되지 않기 때문에 식품으로 섭취해야만 한다. 그런데 채소 반찬을 적게 먹고 정제된 탄수화물을 주로 먹는 등의 식습관 때문에 미네랄이 부족한 사람들이 늘어나고 있다. 그래서 일반인은 물론 나이 들어서는 육류, 채소, 해산물에 골고루 들어 있는 미네랄을 먹기 위해 편식하지 말고 균형 있는 식사를 해야 한다.

중요 미네랄 중 어느 하나라도 현저히 부족하게 되면 실제로 질병을 일으킨다. 나이 들어 미네랄이 부족했을 때 나타나는 증상과 미네랄이 많이 든 식품을 알아보면 다음과 같다.

칼슘(골다공증 막아주는 미네랄)

칼슘은 체내 미네랄 중 가장 많은 양을 차지하는데, 뼈뿐 아니라 혈액과 조직에도 함유돼 있어서 근육 수축, 심장 박동을 통제하는 역할을 한다.

칼슘이 부족하면 나타나는 증상은 평소에 쥐가 잘 난다. 특히 폐경 이후 칼슘이 부족할 경우 골다공증 위험이 2배나 된다고 한다. 또 단백질 식품을 과도하게 먹거나 알코올·카페인 섭취량이 많은 사람은 칼슘이 부족해지기 쉽다.

케일, 깻잎, 우유, 멸치, 브로콜리, 시금치 등을 통해 칼슘을 보충할 수 있다.

마그네슘(심장 질환 예방하는 미네랄)

마그네슘은 스트레스를 받으면 소모가 잘 된다. 따라서 스트레스를 많이 받는 직장인, 학생들에게 부족해지기 쉬운데, 충분한 마그네슘은 혈관과 근육의 수축이완에 도움을 줘 심장병 예방에 좋다. 그래서 마그네슘이 부족하면 눈꺼풀이 떨리고 편두통이 잦다.

또 마그네슘은 자율신경 균형을 맞추고 에너지 생성에 관여하기 때문에 마그네슘이 부족한 상태가 되면 편두통은 물론 더 나아가 당뇨병, 고혈압 등 만성 질환의 위험이 높아진다.

시금치 같은 녹색 채소와 바나나, 근대, 표고버섯 등에 마그네슘이 많이 들어 있다.

아연(천연 정력제 미네랄)

아연은 남성의 전립선, 정액, 정자들의 구성 성분으로, 채식만을 고집하는 사람이 주로 아연 결핍을 잘 겪는다. 아연이 부족하면 상처가 잘 아물지 않고 우울감을 유발하거나 면역력을 떨어뜨리므로 부족 시 반드시 보충이 필요하다.

아연이 많이 들어 있는 식품으로는 붉은색 살코기나 단호박, 달 걀노른자, 콩, 생굴 등이다.

망간(피로해소에 좋은 미네랄)

망간이 부족하면 심한 피로감에 시달린다. 그리고 망간이 부족 한 상태가 오래 지속되면 동맥경화, 이명, 근골격계 질환이 생길 수 있다.

호두, 잣, 땅콩 같은 견과류에 망간이 많이 들어 있다.

크롬(떨림 방지에 좋은 미네랄)

크롬은 인슐린이 제대로 작동하게 돕고, 혈중 콜레스테롤 농도 를 낮춰 동맥경화, 복부 비만 예방에도 도움이 된다. 크롬이 부족 하면 갑자기 어지럼증이 생기고 손발이 자주 떨린다. 흰 쌀밥을 주 로 먹는 사람에게 크롬이 부족해지기 쉽다.

크롬은 현미 등 통곡류에 많이 들어 있다.

칼륨(뇌 기능을 향상시키는 미네랄)

칼륨은 나트륨을 배출해 몸속 수분 균형을 유지하고 산, 알칼리

균형 조절과 근육 운동, 혈압, 심박수 등을 조절한다. 칼륨이 부족하면 근육 경련이 잦고 갈증을 느낀다. 그리고 칼륨이 부족한 상태가 지속되면 신경마비, 뇌졸중, 부정맥 등이 올 수 있다.

칼륨은 바나나, 토마토, 아보카도, 채소류와 과일류에 다량 함유되어 있다.

셀레늄(암세포 잡아먹는 미네랄)

셀레늄은 노화 방지 및 암세포 억제에 도움을 줘 모든 암에 효과가 있으며 체내 항산화 기능을 높인다. 셀레늄이 부족하면 심장마비의 위험이 높아진다. 하지만 반대로 셀레늄 과다 복용 시는 손·발톱 깨짐이 발생한다.

셀레늄이 들어 있는 식품은 브로콜리, 마늘, 아몬드, 해바라기씨가 있다. 특히 셀레늄 덩어리인 브라질너트가 환자 사이에선 단연 인기가 높다.

철분(혈액순환에 좋은 미네랄)

철분은 피를 만드는 적혈구의 구성 성분으로, 철분이 부족하게 되면 혈류의 흐름이 나빠지고 세포의 산소 공급량이 저하된다.

철분이 들어 있는 식품은 시금치, 달래, 양배추, 새우 등이다.

이렇게 미네랄은 꼭 필요한 중요한 영양소이고, 나이 들어 미네랄이 부족하면 암을 비롯한 각종 질환 발병 위험을 높인다는 사실을 안다면 음식이나 건강기능식품을 통해 미네랄 섭취에 꾸준히 신경을 써야 한다.

건강 꿀팁 ⑤
비타민 C·D·E

지금 선진국에서는 비타민 열풍이 거세다. 그 이유는 비타민 결핍증을 예방하기 위한 것이 아니라 노화 방지, 성인병 예방, 활력 증진 등을 위하여 비타민제를 복용하기 때문이다. 그중 비타민 C와 D·E 등은 활성산소가 우리 몸의 세포에 손상을 입히는 과정인 산화를 막아주는 항산화물질로, 노화와 암을 예방하고 면역력도 증강시키는 것으로 밝혀졌다.

특히 현대인들은 아침식사를 거르거나 잦은 외식, 회식, 음주 등으로 영양 불균형 상태가 초래될 가능성이 높아 비타민 C와 D·E의 섭취는 필수적이다. 그러나 어떤 비타민이든 과잉 섭취하면 독성이 나타나고 부작용이 나오기 때문에 주의해야 한다.

비타민 C는 우리 몸 구석구석에서 인체가 제기능을 하도록 돕는 중요한 필수영양소다. 면역 증강에 효과가 있고, 활성산소를 약화시키는 항산화 작용과 발암물질 억제 작용이 있다.

비타민 C가 부족하면 갖가지 질병에 걸릴 가능성이 매우 높아지며 생명까지 위협받을 수가 있다. 또한 잇몸이 붓고 출혈이 생기며, 이가 빠지기 쉬운 괴혈병과 식도암, 위암, 췌장암, 장암 등을 일으키기 쉽다.

인간의 몸속에서는 비타민 C가 합성되지 못한다. 그러므로 녹황색 채소나 과일을 많이 먹어야만 하는 것이다. 채소 중에서는 파프리카, 브로콜리, 시금치, 연근, 무, 감자 등에 비타민 C가 많고, 과일 중에서는 키위, 레몬, 오렌지, 사과, 감, 배, 복숭아, 포도 등에 특히 많이 함유되어 있다.

또 우리나라 사람들 전체의 약 90%에서 부족하다고 알려진 비타민 D는 햇빛을 받아 피부를 통해 생성되고 몸속에서 뼈의 형성을 돕는다. 우리 몸이 비타민 D를 가장 많이 생성하는 시기는 5~7월이고, 가장 적은 시기는 겨울이다. 겨울에는 비타민 D를 만들어 낼 만큼의 충분한 자외선이 지표면에 도달하지 못한다.

또한 아이든 어른이든 야외활동을 하는 시간이 절대적으로 부족하고, 자외선에 대한 거부감으로 인해 자외선 차단제를 많이 바르는 경향 때문에 비타민 D가 부족한 사람들이 해마다 늘고 있다.

비타민 D가 부족하면 우리 몸에 여러 가지 문제가 생긴다. 칼슘과 인이 체내에 잘 흡수되지 않아 뼈가 약해지고, 전립선암, 대장암, 유방암, 식도암 등의 발생과 그로 인한 사망 위험이 높아진다.

미국의 각 대학 연구팀의 역학조사 결과에 의하면, "햇볕을 쬐면 체내에 비타민 D가 합성되며, 이것은 종양세포 성장을 억제하는 호르몬으로 변한다"고 한다. 즉, 악성 종양세포의 발달을 억제해 각종 암 예방뿐만 아니라 치매 예방에도 큰 역할을 하는 것으로 보고되고 있다. 그래서 특히 겨울철에는 햇볕을 쪼이도록 노력하고 음식이나 영양제로 비타민 D를 보충해야 한다.

2014년 세계 암 연구재단 발표에 따르면, 한국인의 대장암 발생률(10만 명당 45명)이 세계 1위다. 이것은 실내생활로 인한 비타민 D 결핍과 삼겹살·치킨 등 고지방 섭취와 결합된 것이 주요 원인이라고 의학계는 주장한다.

비타민 D가 많은 식품은 대구의 간유, 표고버섯, 달걀노른자 등이다. 그런데 음식을 통해 섭취하는 비타민 D의 대부분이 콜레스테롤 수치를 높이기 때문에 의사들은 보통 환자가 비타민 D가 부족할 경우 '써니디드롭스'나 '써니디정' 같은 비타민 D 보충 영양제를 권한다.

또 비타민 E를 토코페롤이라고도 하는데, 비타민 E 또한 체내에

지방 조직이 쌓이는 것을 막아주는 작용과 활성산소로 저하된 면역 기능을 보강해준다. 또 인체 내의 세포막에 머물면서 외부 독성 물질이나 대사 과정에서 발생한 세포 손상을 보호하고, 독성 산소를 중화시키는 항산화 작용을 하는 것으로 밝혀졌다. 뿐만 아니라 암, 심혈관 질환 등을 예방하고 노화를 지연시킨다.

비타민 E가 함유된 식품은 콩, 땅콩, 옥수수, 해바라기씨 기름이나 각종 견과류이다. 그래서 암과 싸우는 환자나 노인들은 특히 비타민 C·D·E 섭취를 위해 좀 더 신경을 써야 한다.

건강 꿀팁 ⑥
물

물은 건강에 필수적이며, 보약 이상이다. 몸이 안 좋으면 보약을 찾는 사람은 많지만 물이 더없는 보약이라는 사실을 아는 사람은 의외로 적다.

커피와 음료는 기호식품으로 먹어도 안 먹어도 되지만 물은 선택이 아닌 건강에 필수다. 인체에 물이 부족하면 신체기능이 떨어지고 우리 몸을 더럽히는 노폐물이 원활하게 배출되지 못해 몸에 독소가 쌓여 온갖 질병에 시달리게 된다.

WHO에 의하면 각종 질병의 80% 이상이 물과 관련이 있다고 밝혔고, 또 학계에서도 물 부족은 각종 암과 인플루엔자 감염률이 높다고 할 정도로 건강과 치유에 직접적인 영향을 미친다. 어떤 음식이든 과식을 하면 해가 되지만, 반대로 먹지 않아서 해가 되는 것이 바로 물이다.

미국의 유명한 프레드 허치슨 암연구센터에서 연구한 결과를 보면, 하루 4잔 이상의 물을 마시는 사람은 2잔 이하의 물을 마시는 사람보다 대장암에 걸릴 확률이 절반밖에 되지 않는다고 한다.

물은 크게 살아있는 생명수, 한 번 죽은 수돗물, 두 번 죽은 끓인 물, 두 번 죽은 물에다 색소와 당분과 방부제를 집어넣은 음료수로 구분된다. 따라서 나이 들어서는 커피나 음료수 같은 죽은 물을 많이 먹어서는 안 되고 생명수를 먹어야 한다. 즉, 물은 가능하면 생명이 있는 생수를 마셔야 한다.

끓인 물에는 생명력이 없기 때문에 끓인 물로는 건강을 지킬 수 없다. 끓인 물을 화초에 주면 화초가 제대로 살지 못하고, 어항에 부어놓으면 물고기들이 금방 죽어버린다. 인체도 마찬가지다.

특히 노인이나 환자가 있는 집에서는 미네랄 성분이 많은 생수를 사먹거나 가능하면 정수기 정도는 설치하는 것이 좋다. 깨끗한 물, 살아있는 물을 마시는 것은 다른 어떤 해독제를 먹는 것보다 중요하기 때문이다. 그래서 식수는 가능하면 미네랄이 들어 있는 물을 마셔야 한다.

좋은 건강한 물이란 천연 미네랄 성분이 균형 있게 녹아 있는 물을 말하는데, 산골짜기에 위치한 세계의 장수촌에서 마시는 물들은 모두 미네랄이 풍부하다. 즉, 지표수나 지하수보다는 암반수, 암반수 중에서도 화산암반수 등에 많이 녹아 있는 칼슘·마그네슘·칼륨·실리카의 4가지 성분을 균형 있게 갖고 있는 물을 먹어서 건강하게 오래 사는 것이다. 한편 제주 화산 암반에서 나오는 물은 바나듐 성분이 풍부해 당뇨병 개선과 면역력 증진에 효능이 있는 것으로 알려져 있다.

그리고 약수나 생수 등 우리 주변에서 "물맛이 좋다"라고 말하는 물은 칼슘과 칼륨, 규산 등의 성분 함유량이 적당히 균형 있게 녹아 있는 물을 말한다.

또 물의 필요량은 그 사람의 신체적 조건과 하는 일의 성격에 따라 차이가 있겠지만, 대개 성인 기준으로 하루 2L(2,000cc) 정도의 물이 필요하다. 즉, 우리가 하루에 배설하는 물의 양은 폐호흡을 통해 약 600cc, 피부의 땀구멍으로 발설되는 땀이 약 500cc, 대소변의 양이 약 1,400cc이다. 가만히 있어도 약 2,500cc의 수분을 잃는 것이다.

일반적으로 우리가 섭취하는 음식물을 통해 500cc 정도의 수분이 체내에서 만들어진다. 따라서 약 2,000cc의 물을 마셔 보충해 주어야 한다는 결론이 나온다.

특히 땀을 많이 흘리거나 건조한 곳에서 일하는 사람은 더 많이 마셔야 한다. 그러면 호흡기도 편해지고 변비도 해결되며, 피로회복에도 도움이 된다. 또 충분한 물은 장운동을 촉진시키고 발암물질들이 활동할 수 있는 시간을 주지 않기 때문에 물을 약으로 생각하고 많이 마셔야 한다. 물을 듬뿍 마시는 것은 쑥쑥 자라나는 벼에 물을 대는 것과 마찬가지로 왕성하게 활동하는 인체 세포에 물을 대는 것과 같다.

물 마시는 방법도 중요하다. 한꺼번에 물을 많이 마시면 위와 장이 물의 무게로 처져서 좋지 않고, 장과 간이 부담을 받게 되므로 조금씩 자주 많이 마셔야 한다.

그럼 생명체에 가장 유익한 물은 어떤 물일까? 미국 나사(NASA : 미국 항공우주국)에서 오랫동안 연구한 결과로는 식물체 속에 들어 있는 물이 가장 생체에 유익하다고 한다. 수박이나 야자열매 속에 들어 있는 물, 곧 식물의 뿌리와 식물의 줄기 조직을 거쳐서 여과된 물이 생명력이 가장 왕성한 물이며, 건강한 파장을 지니고 있는 물이다. 매년 봄 2월에서 4월 초순에 자작나무, 단풍나뭇과에서 채취하는 수액인 고로쇠 물 또한 유익하다.

이렇게 물은 건강을 유지하는 데 없어서는 안 될 중요한 요소이기 때문에 나이 들어서는 몸에 좋은 물을 가능하면 많이 마시도록 노력해야 한다.

🌺 건강 꿀팁 ⑦
차 🌺

차는 차나무의 어린잎을 따서 가공한 음료의 재료 또는 달인 물을 말하는데, 일반적으로 차라고 하면 녹차를 말한다.

차는 발효된 정도에 따라 찻잎을 따서 볶은 녹차와 반발효차인 우롱차, 완전히 발효시킨 홍차로 나뉜다. 가장 많이 마시는 차는 역시 녹차다.

녹차는 2002년 〈뉴욕타임스〉가 10대 건강식품 중 하나로 선정하기도 했다. 그것은 녹차에 들어 있는 카테킨 성분이 노화를 막아주고, 피부미용과 다이어트에도 도움이 되는 것으로 밝혀졌기 때문이다. 또한 최근에는 녹차 속에 사포닌이 함유되어 있어 항암작용까지 한다는 연구 결과 발표도 있었다.

차는 인류 역사와 함께 시작한 가장 오래된 기호음료로, 겨울철

꽁꽁 언 몸을 녹여줄 뿐 아니라 음식으로도 먹기 힘든 건강 성분을 섭취하게 해주는 등 건강 증진에 도움을 준다. 특히 차의 맛은 강한 자극을 주지는 않지만 조용히 음미하다보면 쓴맛·짠맛·단맛·떫은맛 등이 느껴지는데, 차츰 입맛을 상쾌하게 하면서 머리를 맑게 해준다.

차요법은 차를 마시거나 향기를 맡아 몸을 치유하는 것을 말한다. 즉, 식물영양소를 이용해 몸의 치유력을 높이는 식물요법의 한 분야로, 식물을 직접 섭취할 때보다 건강 효과가 크지는 않지만 약효가 있는 여러 식물을 우려서 꾸준히 마시면 질병을 예방하거나 완화시킬 수 있다. 특히 먹기에 부담스럽거나 조리 과정이 까다로운 식물을 간편하게 활용할 수 있다는 장점이 있다.

차요법의 건강 효과를 내는 방법은 두 가지다.

첫째, 찻잎을 물에 우릴 때 나오는 면역력 높이는 항산화·유기산 성분을 차와 함께 마시는 방법이다. 즉, 감기 예방·숙취 해소·피로 회복 등 각각에 도움이 되는 차를 골라서 머그잔 한 잔 정도 하루 세 번, 3개월 정도 꾸준히 마시면 효과를 볼 수 있다.

둘째, 찻잎에서 나오는 향을 코를 통해 흡입하는 방법이다. 예컨대 호주에서는 감기에 걸리면 뜨거운 물에 유칼리 나뭇잎에서 추출한 오일을 몇 방울 떨어뜨린 그릇 위에 큰 타월을 덮고서 그 수

증기로 수분 동안 코로 반복해 마시는데, 이렇게 하면 감기에 효과가 있다고 한다.

이렇게 차 향기를 이용한 치료나 요법은 차나 식물의 은은한 향기를 활용한 차테라피(차 치료)나 아로마테라피(향기요법)의 효과로 우리의 지친 몸과 마음을 편안하게 해준다.

또 건강 차를 끓이는 데 들어가는 식물을 허브(약초)라 하는데, 허브의 종류는 셀 수 없이 많다. 종류에 따라 효능이 다르지만 차로 마시는 허브에는 건강에 유효한 성분이 많이 들어 있다. 이들 성분은 입 → 식도 → 위 → 소장 → 대장 등 소화기관을 거치면서 몸에 흡수된 뒤, 혈액을 타고 온몸을 돌면서 세포에 이로운 역할과 장기에 긍정적인 작용을 한다.

또한 차로 마시면 도움이 되는 좋은 차의 종류로는 캐모마일, 페퍼민트, 로즈힙, 생강차가 감기 예방에 좋고, 감초나 가시오가피차는 피로회복에 좋다. 민들레나 덴더라이언차는 숙취 해소에 좋고, 히비스커스차는 피부노화 방지에 좋다. 매실차는 설사와 변비를 치료하고 식중독 예방에 좋으며, 유자차는 관절염, 신경통을 치료하고 소화를 돕는다.

인삼차는 항산화 작용을 해 노화 예방에 좋고, 둥굴레차는 만성피로와 자양강장에 효능이 있다. 우엉차는 중풍이나 다이어트에 효과가 있고, 국화차는 풍이나 고혈압에 효과가 있으며 면역력 증강과 노화방지에 효능이 있다.

감잎차는 면역력 증진과 항암 효과가 있고, 뽕잎차는 항산화 작용과 중금속 배출, 당뇨병 예방에 좋다. 루이보스차는 항산화 성분이 풍부하고 수면 개선에 효능이 있으며, 라벤더는 불면 해소에 도움을 준다.

특히 생강차는 몸을 덥혀주어 면역력을 높이고, 계피차는 항암 성분이 탁월하다. 그래서 꿀 한 숟갈에 생강가루·계피가루 넣은 차는 향·맛·치유 세 가지를 다 잡을 수 있어 좋다. 이렇게 나이 들어서는 커피보다 건강에 좋은 차를 많이 마셔야 건강해질 수 있다.

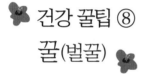 건강 꿀팁 ⑧
꿀(벌꿀)

벌꿀은 예로부터 건강과 장수의 비결로 여겨져 왔다. 유럽에서는 전통적으로 벌꿀을 꽃가루, 프로폴리스, 로열 젤리, 봉침 등으로 중요한 기본 의약품으로 사용했다. 특히 뉴질랜드에서만 생산되는 마누카꿀은 항균 및 치료 성분이 뛰어나 많은 사람이 헬리코박터균을 퇴치한 경험을 갖고 있다.

필자의 어린 시절에도 꿀은 아무나 먹을 수 없을 정도로 귀했다. 그래서 귀한 손님이 올 때만 내놓거나 감기 걸려 밥 못 먹을 때, 배 앓이 할 때, 혓바늘이 돋았을 때 비상약 대용으로 쓰였다.

따라서 꿀은 예로부터 신의 음식, 자연이 선물한 완전식품으로 일컬어지며 귀한 대접을 받아왔다. 그래서인지 아직도 나이 든 세대에게는 가래떡에 살짝 찍어 베어 물면 깊은 달콤함과 꽃향기에 매료될 정도로 맛도 일품이지만 없던 시절 진한 옛 향수를 자극시키는 것이 바로 꿀이다.

사람이 한기·추위를 느끼게 되면 빨리 몸을 따뜻하게 해주는 것이 중요한데, 체온을 빨리 올릴 수 있는 방법 중 하나가 따뜻한 꿀차를 마시는 것이다. 꿀은 따뜻한 성질이 강하고 우리가 에너지원으로 사용하는 포도당과 과당이 주성분이기 때문에 빠르게 체온을 올려주고 에너지를 보충해준다.

즉, 설탕은 이당류라 에너지원으로 이용되려면 대사과정을 거쳐야 하지만, 단당류인 포도당과 과당으로 구성된 꿀은 바로 흡수되기 때문에 빠르게 에너지원으로 이용될 수 있다.

그런데 꿀이 매우 단 음식이기 때문에 설탕과 같이 몸에 좋지 않다고 생각할 수도 있다. 하지만 설탕은 사탕수수나 사탕무에서 채취한 후 정제하여 만든 것으로, 설탕이 몸 안에 들어오면 몸에 흡수되기 쉬운 형태로 분해된다. 이 과정에서 뼈나 다른 조직에서 칼슘, 비타민, 무기질을 소모시킨다. 그 결과 신체의 정상적인 작용에 부담을 주게 되고 또한 칼로리가 높아 많이 먹으면 살이 찌는 원인이 된다.

반면 꿀은 누구나 알다시피 벌이 꽃의 꽃샘에서 채취하여 먹이로 저장해 둔 것이다. 보통 일벌은 벌통에서 4km까지 날아다니며,

하루 평균 45회 정도 출동하고 한 번에 30~60mg의 꽃꿀을 얻는다. 1g의 꿀을 모으기 위해서는 수십 회에 걸쳐 수천 송이의 꽃을 찾아다녀야 한다고 하니 알고 나면 꿀을 쉽게 먹기가 미안할 정도다.

또한 벌은 꿀을 들고 나르는 것이 아니라 빨대 모양의 입을 이용해 빨아들여 몸속에 저장한 후 집으로 돌아와 토해내는 과정에서 벌의 침과 소화효소가 작용하여 성분이 변하게 된다.

즉, 벌이 토해낸 꿀은 1차적으로 소화가 된 물질이기 때문에 우리가 먹었을 때 분해과정 없이 즉시 흡수된다. 그래서 몸에 부담을 주지 않고 소화력이 약한 환자들이나 노인들도 소화가 가능하다. 그리고 이런 이유로 설탕보다 꿀이 건강에 좋다고 하는 것이다.

또한 벌이 만든 꿀에는 꽃가루가 섞여 있어서 다양한 영양소까지 함유되어 있다. 그래서 나이 들어서는 겨울철 몸이 떨릴 정도의 추위를 느끼게 되면 몸을 따뜻하게 해줘 면역력을 떨어뜨리지 말아야 하는데 거기에는 꿀을 녹인 차가 최고이다.

또 입맛이 없어 밥을 못 먹은 상황이거나, 토하거나 설사 등으로 인해 기력이 쇠약해져서 빨리 회복하려 할 때도 꿀차가 좋다. 특히 입맛이 없어 음식을 달게 하려 할 때는 설탕 대신 소화력과 영양소가 풍부한 꿀을 넣어 먹는 것이 환자에겐 좋은 영양제이다.

벌꿀의 효능을 보면 포도당, 과당, 녹말, 지방, 단백질, 효소, 철분, 각종 비타민, 유기산 등의 수많은 영양분이 들어 있어 고혈압과 동맥경화증 예방에 효과적이다. 또 위궤양, 십이지장궤양을 개선하는데 좋고, 숙취 해소와 피부 미용, 노화 방지에도 도움을 준다.

꿀벌은 주로 유채, 메밀, 싸리나무, 아카시아, 밤나무, 벚나무, 감나무 등에서 꿀을 얻는다. 환자에겐 헬리코박터 파일로리균을 억제하고 항균·항산화 효과가 뛰어난 밤나무꿀과 항균 성분이 있는 뉴질랜드 토착 관목나무인 마누카에서 얻은 뉴질랜드산의 마누카 꿀이 가장 좋다.

참고로 세계에서 가장 비싼 꿀은 전설적인 시드르나무의 꽃에서 채집한 맛과 향·영양이 모두 뛰어난 사우디아라비아산의 시드르 꿀이다. 그래서 나이 든 노인이나 환자가 있는 가정에서는 비상용으로 꿀 준비를 해두면 요긴하게 쓴다.

건강 꿀팁 ⑨
산야초 효소 발효액

시중에 나와 있는 차음료부터 이온음료, 식초음료, 두유, 에너지 음료 등을 알고 나면 몸에 좋은 음료는 어디에서도 찾아볼 수 없다. 왜냐하면 성분을 보면 설탕 덩어리나 합성 화학 첨가물 덩어리인 가공식품이기 때문이다. 더 구체적으로 음료 쪽 성분 리스트를 보면 '설탕, 합성감미료, 합성착향료, 합성착색료, 합성보존료, 탄산가스, 향미증진제(L-글루타민나트륨, MSG), 인산나트륨, 고카페인' 등 유해 성분이 너무 많다.

또한 단 음료는 대량 들어간 설탕으로 인해 인슐린을 분비하게 만들고 콜레스테롤 수치를 올리며, 우리 몸 안에 염증 수치를 올리기 때문에 많이 먹으면 암을 유발할 수 있다고 알려져 있다. 그래서 환자가 있는 가정이나 나이 든 노인들은 건강을 위해서 끊기 쉬운 음료부터 마시지 말고 몸에 좋은 발효음료를 마셔야 한다.

신체에서 일어나는 모든 활동이 효소와 연관될 정도로 효소는 우리가 생명을 유지하기 위해 필요한 에너지를 만드는 일을 한다. 즉, 효소 없이는 생명체가 존재할 수가 없을 정도로 중요하다. 우리 몸에 효소가 부족하게 되면 면역력이 떨어져 건강은 물론 노화까지 촉진시킨다.

날음식인 채소와 과일에는 효소가 많이 들어 있다. 그러나 이들을 통해 부족한 효소를 보충하려면 매 식사 때마다 푸짐하게 한 접시 이상 먹어야 하는 한계가 있다. 그래서 효소음료를 만들어 마시면 손쉽게 효소를 보충할 수 있다.

효소음료는 응축된 식물의 에너지와 효소의 파워가 합쳐진 것이다. 이를테면 식물체가 가진 모든 성분은 물론 발효에 의해 미생물이 만들어낸 성분과 미생물이 함유된 성분, 즉 효소, 미네랄, 호르몬이 들어 있다.

그래서 나이 들어서는 내실 있는 식생활을 통해 인체의 모든 기능을 활성화하는 유용 성분을 섭취하는 것이 무엇보다 중요하기 때문에 특히 좋은 재료로 만든 효소음료인 산야초 발효액 섭취가 안성맞춤이다.

산야초란 재배하지 않고 야생, 즉 산과 들에서 저절로 자라는 풀을 말하는데, 육류와 달리 오랫동안 인류가 이용했던 음식이나 약이다. 그래서 발효액의 바탕은 곧 산야초이다.

채소는 수경재배로 키운 작물보다는 비닐하우스에서 재배한 것이 더 나으며, 비닐하우스보다는 노지에서 재배한 것이, 노지에서 재배한 것보다는 잡초 속에서 자란 것이 더 나으며, 잡초 속에서 자란 것보다는 산속에서 자란 산야초가 생명력이 더 강해 몸에는 더 좋다고 한다.

참고로 내 몸에 도움이 되는 산야초를 살펴보면 다음과 같다.

- 열을 물리치는 산야초 : 방풍, 참두릅, 중대가리풀, 개구리밥, 깽깽이풀.
- 통증을 완화시키는 산야초 : 진교, 양귀비, 흰독말풀, 약모밀, 넉줄고사리.
- 자양강장에 좋은 산야초 : 하눌타리, 긴병꽃풀, 지황, 둥굴레, 하수오.
- 해독을 잘 시키는 산야초 : 할미꽃, 꿀풀, 닭의장풀, 국화.
- 기침에 좋은 산야초 : 금불초, 도라지, 참나리, 맥문동, 천문동.
- 염증에 좋은 산야초 : 우엉, 박하, 백미꽃, 이질풀, 미나리아재비, 민들레.
- 대소변을 잘 나가게 하는 산야초 : 결명자, 질경이, 자리공, 아주까리.
- 기혈 소통을 위한 산야초 : 익모초, 쉽싸리, 벌등골나물, 천궁.

• 위장을 위한 산야초 : 무화과, 석창포, 비자나무, 찔레나무, 산초나무.

산야초 발효 원액에는 다량의 비타민, 미네랄(무기질)이 매우 다양하게 함유되어 있고, 필수 아미노산, 지방산, 미량원소 및 양질의 단백질과 섬유질 또한 듬뿍 함유하고 있다. 따라서 피로회복, 체력 증강, 건강 개선에 도움을 주고 있는 산야초 발효액이야말로 노인들에겐 최상의 건강 음료이다.

여러 효소 발효액 중에서도 산야초 효소 발효액이 환자에게 인기 있는 이유는 항암작용과 면역력을 높여 일부 환자들이 효과를 봤다는 평 때문이다.

특히 일본 내에서 건강식품으로 암 환자에게 매우 인기 있는 만다효소와 우리나라에서는 여여 스님의 108가지 산야초 효소 발효액, '건강을 위한 산야초' 모임 대표인 자연중독자 전문희의 산야초 효소액, 그리고 최근에 아산약산마을 영농조합의 참옻 발효액과 영농조합 해동바이오의 와송 발효액 등이 환자 사이에선 인기다.

건강 꿀팁 ⑩
감기

감기는 200여 종 이상의 바이러스에 의해 코와 목 부분을 포함한 상부 호흡기계에 발생하는 감염 증상으로, 많은 사람들이 일 년에 한두 번은 걸리는 흔한 급성 질환 중 하나이다. 사계절 중에서도 환절기에, 특히 겨울철이면 불청객 감기가 건강하지 못한 사람들에게 원하지 않아도 꼭 찾아온다.

하지만 감기를 우습게 봐서는 안 된다. 만병의 근원이기 때문이다. 의학이 발달되었다고 해도 아직까지 감기 바이러스에 대항하는 치료약을 개발하지 못하고 있는 실정이다. 재채기, 코막힘, 콧물, 인후통, 기침, 미열, 두통 및 근육통과 같은 증상이 나타나지만 대개는 특별한 치료 없이도 저절로 치유된다.

그래서 감기에 걸리면 앓는 기간이 그냥 두면 10일, 병원에 가면

7~8일이 걸린다고들 한다. 병원에 가도 치료약이 없고, 다만 열을 내리거나 목 아픈 통증을 완화시키는 정도라는 뜻이다.

갓난아이들은 젖 떼기 전까지는 모유 덕에 감기에 잘 안 걸리지만, 젖 떼고 나서부터는 어느 정도 클 때까지 대부분 감기를 달고 산다. 그 이유는 면역력이 부족하기 때문이다.

성인이 되어서도 스트레스를 많이 받는 가운데 거기다 몸까지 무리하게 움직이면 어김없이 몸살과 함께 감기가 찾아든다. 건강한 사람한테는 감기가 좀처럼 들지 않지만 나이 들어서 몸이 약하면 쉽게 찾아드는데, 이 감기가 모든 병의 근원이 될 수 있으므로 조심해야 한다.

감기 바이러스에 감염되면 우리 몸은 그 바이러스와 싸우느라 열이 난다. 열이 나면 인체의 대사가 가속되고, 자연히 산소를 많이 필요로 하게 된다. 이에 따라 산소를 많이 얻기 위해 호흡이 빨라지고, 내쉬는 숨에 섞여 몸 안의 습기가 빠져나간다. 동시에 인체는 열을 끌어내리는 메커니즘의 하나로 피부를 통해 습기를 공중에 증발시킨다. 땀을 흘리는 것도 이 메커니즘에 따른 습기 발산 작용인 것이다.

이런 식으로 빠져나가는 물기를 보충하지 않고 방치하면 자칫 심각한 위험을 불러올 수 있다. 변비가 생기거나 악화될 수 있고,

기관지 점액을 끈끈하게 만들어 허파로부터 나오는 노폐물의 배출을 방해할 수도 있다. 심하면 허파 조직이 상해 폐렴으로 진행될 가능성이 있다.

그러므로 감기에 걸리면 목이 마르지 않도록 물을 많이 마시는 게 좋다. 맹물뿐 아니라 차, 스포츠 음료, 비타민이 풍부한 과일을 주스로 만들어 먹는 것 모두 도움이 된다. 단 바이러스성 감기에는 특효약이 없다.

감기 초기에는 따뜻한 음식을 먹고 일찍 자며, 안정을 취하는 것이 가장 중요하다. 증세에 따라 약을 사용해도 좋지만 어디까지나 증세를 경감시킬 뿐, 감기 자체가 약으로 치료되는 건 아니다. 그래서 환자는 가능하면 감기약 복용을 자제하는 것이 좋다. 해열제의 경우 신부전증을 일으키는 부작용이 발생할 수 있기 때문이다.

하지만 감기를 너무 소홀히 하면 폐렴·중이염·신장염·축농증 등의 합병증을 유발할 수 있으므로 감기가 너무 오래 계속되거나 고열이 계속될 때는 의사의 진찰을 받고 치료받는 것이 좋다. 그리고 감기에 걸리면 인플루엔자·기관지염·폐렴 등은 내과를 찾아야 하겠지만, 비염·인두염·편두선염·후두염 등의 증세가 있을 때는 이비인후과를 찾아야 한다.

감기 예방법으로는 우선 과로나 수면 부족을 피한다. 그리고 몸을 차갑게 하거나, 선잠이나 갑자기 찬 곳으로 가는 것 등을 피하는 한편, 겨울에는 가습기 등을 갖춰 건조하지 않게 하는 환경이 필요하다.

또 평소 건포·냉수마찰로 피부를 단련시키는 것도 감기 예방에 좋다. 이 방법은 혈액순환과 호흡을 돕고 면역력을 높여주는 건강법이다. 특히 건포마찰의 경우 피부 바로 아래에 약 80%가 있는 백혈구를 자극해서 백혈구의 원기를 북돋아주는 역할을 한다고 한다.

면역력이 약한 노인일수록 대수롭지 않은 감기가 나쁜 결과를 불러올 수 있다. 그래서 나이 든 노인들은 겨울에 마스크를 꼭 쓰고 필히 독감 예방주사를 맞아야 한다. 그리고 몸을 따뜻하게 유지해 감기에 걸리지 않도록 각별히 주의 조심하여야 한다.

🌸 건강 꿀팁 ⑪
햇빛(햇볕) 🌸

햇빛은 중요한 기능을 가지고 있는데, 여러 계절 중 '봄볕에 며 느리 내보내고, 가을볕에 딸을 내보낸다'는 우리 옛 속담처럼 특 히 가을볕이 소중하다. 그래서 나이 들어 중요한 골다공증 예방을 위해선 '뼈에는 햇볕이 보약'이라는 햇볕을 하루에 짧게 한두 번 은 꼭 쬐어야 한다.

또 햇빛은 우울증 치료와 자살률 저하에 효과가 있으며 전립선 암, 자궁암, 심장 질환, 고혈압 등 각종 질환에도 도움을 준다. 최근 들어 햇빛 치료요법이 각광을 받는데, 햇빛이 주는 선물 가운데 가 장 대표적인 것이 뼈 건강에 필수적인 비타민 D이다.

나이 들어서는 활동량이 줄어 햇빛을 덜 받게 되는 데다, 겨울에 는 해가 짧고 추워서 밖에 못 나가 더 햇빛을 모르고 지내게 된다.

거기다 햇살이 따갑다고 무조건 피하는데 이럴 경우 건강에 해로울 수 있다.

태양광선은 주름살 등 피부 노화를 촉진시키고, 자외선 때문에 너무 많이 받으면 피부암을 일으키지만, 뼈를 강화하는 데는 큰 도움을 준다. 특히 폐경 전후의 여성이 걸리기 쉬운 골다공증을 치료할 때 햇빛은 중요한 역할을 한다. 햇빛을 받아 피부를 통해 생성되는 비타민 D는 몸속에서 뼈의 형성을 돕는다.

우리 몸에 비타민 D가 가장 많이 생성되는 시기는 5~7월이다. 이 기간 중에서도 오전 중반부터 오후 중반까지 가장 활발하게 비타민 D를 생성한다.

미국의 〈뉴욕타임스〉는 특집 기사를 통해 "햇빛의 유해성이 지나치게 과장됐다"고 보도하면서 미국의 각 대학 연구팀의 역학 조사 결과를 소개했는데, 그 내용은 "햇빛을 쬐면 체내에 비타민 D가 합성되며, 이것은 종양세포 성장을 억제하는 호르몬으로 변한다"고 말했다. 즉, 햇빛은 악성 종양세포의 발달을 억제해 암 예방 효과가 있다는 것이다.

이처럼 피부암의 주범으로 꼽히는 햇빛이 전립선암, 유방암, 결장암, 난소암을 억제한다. 그래서 사무실과 가정에서 자연채광을 이용하거나 휴식시간에 바깥 공기를 마시러 나갔다가 햇볕을 쬐고

들어오는 것 등은 비타민 D 생성에 도움이 되는 등 몸에 유익하다.

그래서 노인이 있는 집안이나 환자가 있는 집안은 반드시 햇빛을 적당히 받을 수 있도록 신경을 써야 한다. 구름 낀 날이 계속되거나 비가 계속되는 날, 눈이 계속 오는 날, 며칠간 추위로 바깥출입이 적은 날 이후에 햇빛이 나면 이불 소독과 함께 창가에서라도 햇빛을 받도록 하자.

한편, 겨울철에는 햇빛을 덜 받게 되어 일조량 부족으로 인해 우울증 환자가 다른 계절보다 더 많이 생기고, 남성보다 여성이 더 심하다고 한다. 즉, 봄보다 겨울은 일조량이 현저히 적어 이 때문에 뇌에서 분비되는 호르몬의 일종인 멜라토닌이 부족하게 된다. 그래서 낮을 밤으로 생각하여 자꾸 잠을 자게 되는데, 그러면 생활리듬이 깨지고 밤에 잠을 잘 못 이루는 불면증과 두통이 생긴다. 거기에 바깥출입을 싫어하고, 사람 만나기가 싫어지고, 무기력증에 빠지는 등 우울증 증세가 나타난다.

환자나 노인의 경우에는 집이나 병실 같은 실내에서 많이 생활함으로 인해 우울증 초기의 낮과 밤을 구분 못하는 증세로 시작, 시간 감각이 둔해지고 가슴이 답답한 증세가 나타난다. 또 주변의 조그만 소리에도 놀라 심장 박동이 빨라지고, 가슴 통증도 오고, 심하면 헛소리까지 하며, 사람까지 잘 알아보지 못한다. 거기다 소변이나 대변을 못 가리는 중증 우울증으로 변해 나이 든 노인에게는 치매 증세로 오인되기까지 한다.

따라서 이런 경우에는 낮에 바깥출입을 하여 사람을 만나 소통하고, 특히 햇빛을 적당히 받으면 이런 증세를 완화 내지 극복할 수 있다.

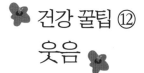

건강 꿀팁 ⑫
웃음

웃음은 인간이 알고 있는 최고의 스트레스 해소 방법으로, 만병을 치유하는 자연 항생제라 할 수 있다. 그래서 건강이란 단어 앞에는 웃음이 있다 할 정도로 건강하려면 먼저 웃어야 한다.

우리나라 한 연구기관이 같은 웃음거리를 가지고 여러 층에서 조사를 해본 결과에 의하면, 어린 아이들이 가장 많이 웃었고, 그 다음이 여학생, 남학생, 아주머니, 아저씨, 어르신 순이었다. 관심을 끄는 것은 나이가 들수록, 남성일수록 적게 웃었는데, 여성의 수명이 남성보다 긴 것도 이와 관계있어 보인다.

참고로 2017년 8월 100세를 맞아 '장수 상징 지팡이'를 받은 노인들은 1,423명인데, 이들 중 남성은 228명에 불과하고 나머지 1,195명이 여성일 정도로 여성 비율이 훨씬 많았다.

또한 지구상에서 100세 넘은 노인이 많은 대다수 장수촌에서도 남성 노인의 비율은 여성의 7분의 1에 불과했다. 그 이유로 여성들은 나이가 들어도 주변 소통을 통해 웃고 수다떨며 일을 놓지 않고 하는데 비해, 남성들은 노인이 되면 대다수가 잘 웃지도 않고 일뿐만 아니라 주변과 소통이나 운동도 게을리하기 때문이다.

'일소일소(一笑一少), 일노일노(一怒一老)'라는 말이 있다. '한 번 웃으면 한 살 젊어지고, 한 번 화내면 한 살 더 먹는다'는 뜻이다. 잘 웃으면 건강은 물론 나이에 비해 덜 늙는다.

사람은 웃거나 기분이 좋거나 긍정적으로 생각할 때 엔도르핀이라는 호르몬이 나온다. 엔도르핀 호르몬은 뇌내 모르핀이라고 불리며 아편보다 10배 정도 사람의 기분을 좋게 한다.

반대로 화를 내거나 슬퍼하거나, 짜증내거나 부정적으로 생각하면 노르아드레날린이란 호르몬의 일종인 맹독 성분이 생긴다. 즉, 우리를 불안하게 하고 긴장하게 하며 피로하게 하는 호르몬이 집중적으로 분비되고, 활성산소를 발생하여 건강을 해치게 한다.

상냥함의 대명사로 꼽히는 일본은 웃음을 많이 제공하고, 웃음을 가르치는 학원도 많다. 일본인이 세계에서 평균 수명이 제일 긴 것 또한 이와 무관하지 않을 것이다.

한 예로 필자가 병원에 입원했을 때 주변에 있는 암 환자들과 접하다보니 공통점을 발견할 수 있었다. 대부분 신경질적이고, 고집이 세고, 경직된 얼굴에다 잘 웃지 않는다는 것이다. 이런 것들이 아마도 건강에 나쁘게 작용했을 것이다.

사람이 박장대소하면 321개 근육이 움직이는데, 신경 쓰고, 인상 쓰고, 스트레스 받으면 20개 정도의 근육만 움직인다고 한다. 그래서 손뼉 치면서 크게 웃으면 건강에 좋은 것이다.

노먼 커즌스는 1981년에 쓴 그의 책 《질병의 해부》에서 '웃음은 체내에서 하는 조깅'이라고 했다. 과학적으로도 웃음뿐만 아니라 작은 미소까지 긍정적인 생화학 반응을 일으킨다는 사실이 확인되고 있다.

보통 건강한 성인 70세까지의 기준으로 볼 때 모두 합해 잠자는 시간은 28년, 일하는 시간은 24년, 여자가 화장하는 시간은 2년이라는 연구 결과가 나와 있다. 그럼 70년을 사는 동안 많이 웃는 사람의 경우 웃는 시간은 모두 얼마나 될까? 놀랍게도 80~90일, 즉 3개월도 못 된다고 한다. 이렇게 웃음에 인색하기 때문에 현대인이 병에 노출되기가 쉽다고 한다.

선진국 병원에서 우울증 치료는 처음부터 약물 치료를 우선하지 않고 먼저 '웃음'을 처방전으로 내리면서 웃게끔 한다고 한다. 웃음 치료 내용을 보면 가볍게 가만히 그냥 웃는 것이 아니고, 땅을

치거나 하면서 숨을 참으며 긴 호흡의 쉰 목소리로 대성통곡하듯이 동작을 크게 해서 웃는다고 한다. 이렇게 웃음 치료부터 시작해서 그래도 안 되면 그때 가서 약물 치료에 들어간다고 한다.

그런데 웃음 치료 비용이 30분당 20만 원씩 할 정도로 비싼 게 흠이다. 그래서 만들어서 하는 '억지웃음'도 효과가 별 차이 없다고 하니 거울을 보면서 눈꼬리는 내리고 입꼬리는 올리는 연습을 하면 전두엽이 활성화돼 평상시 웃을 때와 같은 효과를 볼 수 있다고 한다. 그러니 지금부터 반강제적으로라도 웃음을 지어보자.

웃는 사람은 엔도르핀이 생겨서 자신의 건강에 좋고, 남들이 보면 명랑해서 좋고, 웃으면 대인관계도 원만해져서 좋고, 이렇게 돈 안 들이고 좋은 효과까지 볼 수 있으니 일석사조가 아닌가! 지금 당장 거울을 보고 웃는 연습을 한 후 이것을 습관화하여 '웃으면 복이 와요'라는 말처럼 웃음으로 복을 불러보자.

🌼 건강 꿀팁 ⑬
우울증 🌼

우울증은 누구나 알게 모르게 겪는, 그리 심각하게 생각하지 않는 흔한 정신 질환이다. 하지만 뇌와 관련된 질환이기 때문에 원활하지 못한 대인관계나, 스트레스를 받는 일이 지속되거나 여러 가지 일상사의 복잡한 문제 등이 통제 못할 정도로 심각한 수준의 경우에는 자살이라는 예상치 못한 결과를 초래한다.

50~60대에 많이 걸리는 '마음의 감기'라고도 불리는 우울증은 성인 100~200명 중 1명꼴로 발생할 정도로 환자가 많다.

우울증의 증상으로는 하루 종일 침울하거나 만사에 흥미를 느끼지 못하고 의욕이 사라진다. 또 아무런 이유 없이 초조하고 불안한 증세로 잠을 못 자고 식욕이 떨어지며, 직장인의 경우 집중력이 떨어져 업무 능력도 떨어진다. 특히 자신이 이 세상에서 존재할 가치가 없다고 느끼거나 죽고 싶은 생각이 자주 든다면 이는 가볍지 않은 중증 우울증으로 병원을 찾아가 봐야 한다.

여성의 경우 특히 폐경기에 우울증 증세를 많이 겪는다. 주변의 한 여성은 49세에서 50대로 넘어가는 나이인데, 어느 날 지역 신문에 실린 광고란에서 영어, 탭댄스를 가르친다는 문화센터 광고를 보고 배우기 위해 강좌 내용을 자세히 보게 되었다.

그런데 '할머니반'을 50세부터 편성한다는 문구를 보고 울음을 터뜨렸다고 한다. 그녀는 그때부터 바깥출입도 안 하고, 일을 보아도 몸 움직이기가 싫고, 식구한테 짜증과 투정을 부리는 등 우울증 증세가 생겼다고 한다.

이처럼 주변에서 우울증 환자를 접하는 것은 그리 어렵지 않다. 그리고 우울증은 날씨가 좋은 여름철에는 조도가 10만Lux에 이르는데 비해, 겨울철에는 햇볕이 나도 50분의 1 정도인 2,000Lux에 불과해 겨울철에 우울증을 겪는 사람들이 많다.

인간은 사회적 동물인 이상 누구나 가볍게라도 한 번 이상 우울증을 경험하게 된다고 한다. 특히 착한 사람, 꼿꼿하게 깐깐한 사람, 진지하게 살아가는 사람, 융통성 없는 사람들이 훨씬 우울증에 잘 걸린다고 한다.

격랑의 파도가 지나가면 바다는 잔잔해지듯 우리는 우울증 속에서도 '희망의 내일'을 믿으며 건강한 삶의 터전으로 복귀한다. 이렇듯 대부분 사람들이 우울과 희망의 과정을 반복하면서 일생이라는 기나긴 여정을 순탄하게 항해하지만, 간혹 쓸쓸함·슬픔·불안·절망감·허무감·답답함·초조함 등의 복합적인 감정들로 이루어진 침울한 기운이 오랫동안 회복되지 않은 경우가 있는데, 이것이 바로 조심해야 할 우울증이다.

이렇게 보통의 대류에 섞이지 못하고 오랫동안 절망과 비탄의 진창 속에서 고통스러워하는 나날이 계속되면 정신적으로 불안하고 염세적인 기분이 따르며, 나아가서는 절망감을 견디지 못해 자살까지 하게 된다. 우울증은 낫는 병이지만, 한편에서는 죽음에 이르는 병이기도 하다. 이러한 이면성이 우울증의 특징이기도 하다.

우울증에 걸리면 기분이 우울하고 초조하며 어떤 일에도 흥미를 느끼지 못한다. 또한 그때까지 해온 생활을 모두 잿빛이었다고 회상한다. 피로감이 심하고 식욕부진, 체중 감소, 자발성 결여, 염세적인 기분 따위의 증세들과 함께 불평이 생겨난다.

이같이 우울증은 생기가 없고, 하루하루 일상생활이 늘 우울한 병증인데, 우울상태는 사람마다 차이는 있으나 보통 6개월 정도면 건강한 정신상태로 회복한다. 그러나 회복을 못하고 최악의 경우 자살까지 시도하는 사람도 있다.

우울증 치료 방법으로는 약물 치료와 정신 치료가 있는데, 심신의 안정을 위한 환경조성이 절대 필요하며, 약물요법으로 항우울제의 투여를 통해 치료한다. 만약 자살의 위험까지 있을 때에는 전기 쇼크요법을 사용하는 경우도 있다.

미국 하버드 의대에서 21세기 인류의 생존을 위협할 가능성이 높은 3대 요인으로 심장병, 교통사고와 함께 우울증을 꼽은 대목을 봐도 알 수 있듯이 나이 들어서는 우울증에 빠지지 않도록 각별히 조심해야 한다.

PART
3

백세시대 늘그막에 겪는
갖가지 질환

– 어떤 병, 의심 증상과 예방 및 해결방안

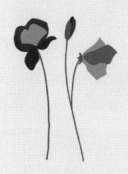

세월 앞에는 장사가 없고 세월의 흐름은 어쩔 수가 없다. 나이가 들면 몸이 곳저곳이 고장나 아프기 시작한다. 즉, 그동안 수십 년을 무리하게 부려먹은 사람 몸뚱이라는 게 기계도 아니고 세월이 가면 누구나 아플 수밖에 없다. 일식집 같은 데서 모임을 갖다보면 대개가 다다미방인데, 일어날 때 누구라고 할 것 없이 거의가 "아이고" 소리가 나오고 더 심한 경우 "아이고, 죽겠다" 소리가 절로 나온다.

이렇게 나이가 들면 신체 변화를 겪게 되는데 40~50대에 제일 먼저 찾아오는 것이 흐릿한 시야와 돋보기 없이는 신문 등 작은 글씨를 보기 힘들 정도로 눈 불편을 겪게 된다.

더 나이 들어 60~70대가 되면 건망증이 찾아와 전철 위 선반에 물건을 놓으면 잃어버리기 십상이고, 내릴 역 한 정거장 전부터 준비를 안하면 꼭 무언가를 빠뜨리고 내리게 된다. 거기다 노인이 되면 바닥난 면역력으로 갖가지 질병이 밀려온다. 즉, 나이가 들수록 누구나 병에 걸리고 몸이 이곳저곳 안 아픈 곳이 없는데, 그래도 사람마다 차이가 있어 주민등록 나이보다 생체 나이 · 건강 나이가 더 중요한 요즘이다.

질병은 각자가 살아온 방식에 의해 생긴다. 하지만 일반적으로 노화되는 순서에 의한 질병을 10년씩 끊어보면 40대부터 노화가 시작되어 50대는 간질환, 60대는 심장 질환, 70대는 소화기 질환, 80대는 심혈관 질환, 폐질환과 건망, 치매로 고생한다.

특히 80대에 많이 겪는 질환으로 한 예를 보면 1980년대 특유의 입담으로 토크쇼를 진행하며 미국과 국내에서 한때 많은 인기를 끌어 유명세를 탔던 한 재미 코미디언이 70대까지는 아주 건강했는데, 80대로 넘어가자마자 미국에서 뇌출혈로 두 차례 쓰러진 후 치매까지 와 양로원을 나와 요양병원에서 휠체어에 의지한 채 본인의 의사표현은 물론이고 다른 사람의 말도 잘 이해하지 못한 채 하루 종일 멍하게 앉아서 생활을 하고 있다고 하는 기사를 봤다.

이렇게 80대가 되면 심혈관, 치매 등 여러 질병에 취약하고, 가장 많이 생을 마감하는 나이 대이기도 하다. 그리고 90대가 되면 체력이 급격히 떨어져 고생을 많이 한다.

질병은 다양하지만 크게 3대 질환이 있다. 첫 번째로 척추 · 관절 질환, 두 번째로 암, 마지막 세 번째로 뇌와 심장에 발병하는 심뇌혈관 질환을 들 수 있다. 그래서 척추 · 관절이 튼튼하고, 암에 걸리지 않았고, 혈관에 문제가 없다면 장수사회에서 복 받았다고 할 수 있다.

그럼 나이 들어 나타나는 질환에는 어떤 것이 있으며, 꼭 체크해야 할 질환에는 어떤 것이 있을까. 우선 나이 들어 나타나는 질환을 보면 다음과 같다.

'시력 저하, 대상포진, 척추 질환, 골다공증, 골절, 치매, 신부전증, 어지럼증, 전립선 질환, 우울증, 고혈압, 결핵, 당뇨병, 빈혈, 폐렴, 천식, 요실금, 변실금, 변비, 폐질환, 불면증, 동맥경화, 협심증, 심근경색, 통풍, 치아 · 잇몸병, 근경련증, 혈관 질환, 부정맥, 파킨슨병, 뇌졸중, 뇌경색, 뇌출혈, 혈관 · 심혈관 · 뇌혈관 질환, 류머티즘 관절염 등 관절 질환, 각종 암 등.'

그리고 퇴직 후 50~60대를 포함해 그 이후 많이 걸리고 삶의 질을 떨어뜨려 나이 들어 고통받기 때문에 꼭 체크해야 할 대표적인 질환을 구체적으로 알아보면 다음과 같다.

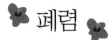 폐렴

폐렴은 어떤 병

폐렴은 입이나 코를 통해 폐렴을 일으키는 균이나 바이러스가 들어와 걸린다. 즉, 폐렴은 폐조직에 세균·바이러스가 침입해 염증이 생기는 병이다. 폐렴을 일으키는 세균으로는 폐렴구균, 포도알구균, 결핵균 등이 있고, 바이러스는 인플루엔자, 아데노바이러스가 있다.

경증 폐렴은 항생제를 투여하면 2주 안에 회복되지만, 노인에게 많은 중증 폐렴은 치료를 해도 호흡곤란이나 패혈증으로 악화될 위험이 높아 사망률이 30~50%나 된다.

이렇게 폐렴은 사망에 이를 정도로 무서운 질환으로 치료를 해도 사망률이 높다. 그래서 폐렴이 고령사회에서 건강장수를 막는 최대 복병으로 꼽히는 이유다. 그런데도 폐렴에 대한 안이한 인식과 고령화 때문에 많은 사람들이 폐렴의 증상과 위험성을 경시하고 있다.

그러다보니 폐렴은 국내 노인 사망 원인 4위일 정도로 호흡기 감염 질환 중 사망률이 가장 높다. 이유는 국내 폐렴 사망자의 98%가 60세 이상인 노인일 정도로 고령자이다보니 감기로 오인하고 병원에 늦게 가기 때문이다.

폐렴은 노인의 경우 암, 뇌졸중, 심장병 다음으로 흔한 사망 원인이다. 메르스 같은 호흡기 감염 질환의 종착지 역시 폐렴으로 환자 대부분이 폐렴 때문에 사망한다.

50세 이상에서 기침·가래 등이 자주 있으면 폐렴을 한 번쯤은 의심해 봐야 한다. 특히 폐렴은 병원에 입원한 사람이 잘 걸린다. 병원에 오래 있으면 입속에 병원균이 많아지는데, 이 병원균이 조금씩 폐 안으로 들어가 폐렴에 걸리게 된다.

또한 침이나 음식물 같은 이물질이 기도로 흡입되면서 폐에 염증을 일으킬 수 있으므로 나이가 들면 음식을 꼭꼭 씹어 먹어 사레가 들지 않도록 주의해야 한다.

또 방광염이나 신우신염에 걸리고 난 뒤에도 폐렴에 걸릴 수 있다. 방광 등에 있던 병원균이 혈액 속으로 들어가 온몸을 돌다가 폐에 쌓이면서 폐렴을 일으키는 것이다.

또 감기 바이러스도 직접 폐로 들어가 폐렴을 유발할 수 있다. 그래서 나이 들어서는 손을 자주 씻고 마스크를 착용하며, 면역력을 높이기 위해 규칙적인 운동과 식사를 하는 등 폐렴에 안 걸리도록 각별히 신경 써야 한다.

폐렴을 의심하게 하는 증상

❶ 심한 기침과 함께 녹색·초록색·갈색 가래가 나온다.

❷ 보통 폐렴 환자는 38도 이상의 열을 동반한다.

❸ 노인의 경우는 미열, 기침, 가래와 갑자기 몸이 무기력해진다.

❹ 의식이 또렷하지 않고 반복해서 흐려진다.

❺ 식욕·음식량이 줄고 혈압이 떨어진다.

폐렴 예방 및 해결방안

❶ 금연으로 폐를 깨끗이 한다.

❷ 찬 공기의 유입은 안 좋아 자제한다.

❸ 운동은 새벽을 피해 낮·저녁에 한다.

❹ 격렬한 상체 운동, 마라톤 등도 폐에 좋지 않다.

❺ 꾸준한 매일 걷기로 호흡 능력을 높여준다.

❻ 하루 3~4차례 10분 이상 환기시킨다.

❼ 수영이나 사우나를 통해 기도에 습도를 유지한다.

❽ 입으로 숨쉬면 담배 흡입만큼 안 좋아 코로 숨쉰다.

❾ 복식호흡을 하면 폐기능이 좋아진다.

❿ 적당한 햇빛은 폐렴 발병 위험을 낮춘다.

⓫ 독감 백신, 폐렴구균 백신 접종을 한다.

⓬ 차를 즐겨 마시면 폐 건강에 좋다.

뇌졸중
(중풍 : 뇌출혈, 뇌경색)

뇌졸중은 어떤 병

건물이 오래되면 될수록 보수할 일이 많아지는데, 주로 고장나는 부분이 상·하수관이 막히고 터지는 배관의 문제가 많다. 이와 마찬가지로 나이가 들면 혈관에 문제가 생기는데, 특히 심혈관·뇌혈관 질환으로 고생을 하게 된다.

얼굴, 목, 팔, 손 등이 추위에 노출되면 이 부위 혈관이 수축해 피가 심장이나 체내 중심부로 몰린다. 이로 인해 혈압이 상승하고, 심장과 뇌혈관에 부담이 된다. 즉, 날씨가 추워지면 혈관이 수축되고 혈압 변화가 심해져 심근경색증·뇌졸중 등 심뇌혈관 질환이 발생한다. 통계로 보면 심근경색증은 12월, 뇌졸중은 1월에 가장 많이 발생했다.

흔히 가을에서 초겨울로 접어들 때면 보통 젊은 사람도 안면 신경마비나 사지 말단 부위에 저린 증상이 발생하는데, 노년층은 이때 중풍(뇌졸중)이 올 확률이 높고 발생 빈도도 높다. 보통 바람 맞았다고 표현하는 중풍은 뇌혈관 질환으로 크게 뇌출혈과 뇌경색으로 나뉜다.

뇌출혈이 뇌혈관이 터져 뇌 안쪽에서 출혈이 일어나는 것이라면 뇌경색은 뇌혈관의 손상 없이 혈관이 막힌 것을 말한다. 즉, 다시 말해 뇌혈관이 서서히 좁아지거나 피떡(혈전)으로 막히는 뇌경색이 전체 뇌졸중의 약 80%일 정도로 대부분을 차지하고, 뇌혈관이 터지는 뇌출혈 환자는 과거에는 많았지만 지금은 줄어들어 20%에 불과하다.

뇌출혈, 뇌경색 어떤 것이든 정도의 차이는 있지만 일단 쓰러지면 언어장애, 의식장애, 대소변장애, 반신불구 등이 나타나며, 평생 후유증을 갖게 되는 것이 일반적이라 이들 혈관 질환은 100세 시대의 암보다 더 무서운 병이다.

노년층 뇌졸중은 대부분 오랫동안 앓아온 고혈압·당뇨병 같은 질환에서 발생한다. 특히 고혈압·당뇨병은 혈관을 자극하고 혈류순환을 악화시켜 동맥경화를 유발함으로써 뇌졸중 위험을 높인다.

이렇게 서서히 악화되는 전신 질환인 뇌졸중이 생기는 데는 보통 10~ 20년이 걸리고, 뇌졸중이 많이 발병하는 연령은 65세라고 한다. 따라서 최소 50세부터는 고혈압·당뇨병에 걸리지 않도록 관리에 신경을 쓰는 것이 뇌졸중을 미리 예방하는 최상의 방법이라 할 수 있다.

뇌졸중을 의심하게 하는 증상

❶ 손이나 다리에 힘이 빠지고 감각이 둔해지거나, 발이 꼬이거나 손발이 저리다.

❷ 갑자기 말이 꼬이거나, 둔해져 말이 나오지 않거나 말을 더듬는다.

❸ 팔을 들어올리기도 힘들고, 어지럽고 균형 잡기가 힘들어 비틀거린다.

❹ 한쪽 눈의 시력이 안 보이거나, 반만 보이거나 이중으로 보인다.

❺ 망치로 맞은 듯한 극심한 통증과 구토가 발생한다.

❻ 발음장애, 반신마비, 안면마비가 온다.

❼ 한쪽 얼굴이나 팔다리가 마비되거나 심한 두통 증상이 나타난다.

뇌졸중 예방 및 해결방안

❶ 걷기를 생활화하는 습관을 가진다.

❷ 고기, 달걀, 우유, 버터 등 포화지방산이 들어 있는 식품을
줄인다.

❸ 패스트푸드, 튀긴 음식을 멀리한다.

❹ 채소·과일과 불포화지방산이 함유된 생선류와 낫토 등을
가까이 한다.

❺ 외출할 때 모자, 목도리, 마스크 등을 사용해 적정 체온을
유지한다.

❻ 평소 뇌졸중 예방에 좋은 머리 흔들기(도리도리)를 한다.

❼ 혈전증을 없애주는 성분이 많은 양파가 뇌졸중에 좋다.

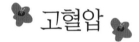 고혈압

고혈압은 어떤 병

고혈압은 나이와 함께 찾아온다. 60세 이상 인구의 절반 이상이 고혈압을 앓아 우리나라도 이제 고혈압 환자 1,000만 명인 나라가 됐을 정도로 주변에서 보면 혈압약을 먹는 혈압 높은 환자가 많다. 특히 65세 이상 노인이 가장 많이 앓는 질병이 혈압의 압력이 높은 '고혈압'인데 문제는 혈압이 높으면 혈관이 다치기 쉽고, 심장의 부담이 커져 심근경색, 뇌졸중 등 심뇌혈관 질환 위험이 커진다는 것이다.

혈압이란 '심장의 수축과 혈관의 저항 사이에서 생기는 것으로 혈관벽을 미는 압력'을 말하는데, 혈관이 좁아지면 심장이 힘을 주면서 혈액을 밀어내므로 혈압이 높아진다. 이것이 고혈압이다. 정상 혈압은 최고 혈압 120mmHg 미만, 최저 혈압 80mmHg 미만인 경우를 말하며, 고혈압은 최고 혈압 140mmHg 이상, 최저 혈압 90mmHg 이상인 경우를 말한다.

고혈압같이 혈액순환 이상으로 생기는 병은 엉덩이나 넓적다리에 근육이 많이 붙어 있는 40세 이전의 젊은 사람에게는 일어나지 않는다. 40세가 넘어서 하반신의 근육량이 줄고 근육 속 모세혈관의 수가 감소하면 하반신의 혈액이 상반신으로 모여 고혈압 등의 질병이 발생하는 것이다. 특히 유전, 노화, 고지방질과 염류 섭취 등과 관련이 깊다.

고혈압은 무턱대고 방치하기에는 너무 무서운 질환이다. 고혈압은 혈관에 손상을 주고 혈관의 탄력을 약화시키는 주범으로, 고혈압이 지속되면 혈관은 두껍고 딱딱해져 강한 압력에 저항하게 된다. 즉, 고혈압을 방치하면 뇌나 심장, 신장, 눈과 같은 중요 기관에 장애를 일으키거나 생명과 직결되는 뇌졸중, 심근경색, 협심증, 신부전증, 치매 등 여러 합병증을 유발하기 때문에 주의해야 한다.

고혈압은 뇌졸중의 전조 증상이 되므로 꾸준한 관리가 필요한 질환이다. 특히 일시적인 고혈압은 안팎의 온도차가 커 갑자기 춥거나, 스트레스를 많이 받거나, 잠을 못 자거나 하면 혈압이 급상승해 일어나므로 조심해야 한다.

또한 노년층에서 평생 투석 치료나 신장 이식을 해야 하는 만성 신부전증이 잘 발생하는 이유도 고혈압·당뇨병 등의 질환을 가지고 약의 남용으로 인해 생기므로 고혈압·당뇨 환자는 내과에서 혈액 체크를 매년 꼭 해봐야 한다.

그리고 고혈압의 가장 큰 적은 짠 음식과 비만이므로 나이 들어서는 나트륨을 배출시키는 칼륨이 풍부한 양파, 당근, 호박, 양배추 같은 채소를 많이 먹고 살을 빼 관리를 잘해야 한다.

고혈압을 의심하게 하는 증상

❶ 목이 뻣뻣하고 뒷목이 땅긴다.

❷ 얼굴이 자주 화끈 달아오른다.

❸ 머리가 아프고, 어지럽고 무겁다.

❹ 입이 잘 마른다.

❺ 잘 깜짝 놀란다.

❻ 헛구역질이 난다.

❼ 손발이 뻣뻣하다.

❽ 마비 증상이 있다.

❾ 눈이 충혈된다.

고혈압 예방 및 해결방안

* 혈압 내리는 생활습관을 갖는다.

❶ 체중 감량을 통한 적정 체중을 유지한다.

❷ 규칙적으로 혈압을 측정한다.

❸ 하루 염분 섭취량을 6g 이하로 줄이는 등 싱겁게 먹는다.

❹ 지방 섭취를 줄이고 채소, 과일 등 균형 잡힌 식사를 한다.

❺ 하루 30분 이상 걷기와 유산소 운동량을 늘린다.

❻ 금연, 금주한다.

❼ 매일 반신욕으로 심신의 긴장을 푼다.

❽ 8시간 정도 숙면을 취한다.

❾ 앉은 자리에서나 아침에 일어날 때 천천히 일어난다.

❿ 검은콩 등 혈압을 저하시키는 음식을 먹는다.

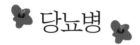 당뇨병

당뇨병은 어떤 병

당뇨란 소변에 당이 섞여 나오는 증상으로, 과다한 당분을 섭취하면 일시적으로 누구든지 소변에서 당이 나올 수 있다. 이런 일시적인 당뇨는 스스로 없어지기도 하지만 만일 계속해 당이 소변에서 검출된다면 당뇨병을 의심해 봐야 한다.

일반적으로 혈액의 혈당이 높으면 당뇨로 본다. 다시 말해 당뇨는 혈액에 포도당이 지나치게 많은 병으로, 의학적으로는 혈액 속에 정상보다 많은 혈당이 있으면 당뇨병으로 의심한다. 공복 상태의 혈당을 최저치로 하고, 식사 후 2시간 뒤의 혈당을 최고치로 해서 이 수치가 정상 범위에서 크게 벗어나면 당뇨병이라 말한다.

당뇨병은 평생 관리가 여간 어려울 뿐 아니라 각종 합병증을 유발하기 때문에 굉장히 무서운 병이다. 당뇨병은 그 자체가 생명을 위협한다기보다는 당뇨병이 오래 되어 혈관이 경화된다든지, 말초 혈관이 손상된다든지 해서 심혈관 질환이나 실명, 다리를 자르는 하지절단 등의 이런 합병증이 무서운 것이다. 즉, 혈액에 포도당이 많아 끈적해진 혈액이 온몸의 혈관과 신경을 망가뜨려서 각종 합병증을 일으키는 것이다.

그러므로 나이 들어서는 공복 혈당은 80~120mg/dL, 식후 혈당은 180mg/dL, 취침 전 혈압은 100~140mg/dL로 유지하는 것이 중요하다. 특히 당뇨 환자들이 당뇨 혈당 수치를 제대로 관리하지 않을 경우 신장을 망가뜨릴 뿐 아니라 고혈당으로 인해 혈류에도 악영향을 준다.

당뇨병은 한 번 발병하면 완치율은 5% 미만에 불과하고 '소리 없는 살인자'라고 불릴 만큼 합병증이 치명적인 병이다. 게다가 당뇨 환자들은 평생 관리해야 하지만 시간이 지날수록 혈당 관리에 소홀해진다는 데 문제가 있다. 그래서 나이 들어서는 당뇨 완치약이 없다는 것과 당뇨 합병증이 심각하다는 것을 알고 당뇨 예방에 힘써야 한다.

예방 관리로는 당뇨병이 있으면 시럽, 빵, 과자, 스낵 등의 정제된 탄수화물을 피하고 가급적 초기 상태의 탄수화물인 현미, 통밀

빵 등을 먹어야 한다. 그래야 혈당 상승을 억제하고 기타 단백질이나 무기 영양소를 섭취해 혈관을 보호할 수 있다.

당뇨병을 의심하게 하는 증상

❶ 소변량이 늘고 소변을 자주 본다.

❷ 소변에 거품이 많고 색깔이 있다.

❸ 자주 허기가 져서 밥을 많이 먹는다.

❹ 목마름 현상이 나타나 물을 많이 먹게 된다.

❺ 체중 감소 현상이 나타난다.

❻ 시력 혼탁이 나타난다.

당뇨병 예방 및 해결방안

❶ 고혈압 관리를 잘하면 자연히 당뇨병 관리가 된다.

❷ 당뇨병 전 단계인 '내당능장애' 기간에 철저한 식이요법과 운동을 한다.

❸ 적정 체중을 유지하기 위해 채소 섭취를 늘린다.

❹ 유산소 운동을 30분 이상 한다.

❺ 만보계로 매일 만보 이상 걷는다.

❻ 과식을 하지 않고 소식을 한다.

❼ 철저한 식이요법과 여러 번 나눠먹는 습관을 들인다.

❽ 근육 운동을 생활화하여 혈당치를 낮춘다.

❾ 합병증을 피하는 방법으로 평생 혈당강하제를 복용한다.

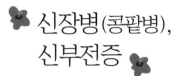

신장병(콩팥병), 신부전증

신장병은 어떤 병

콩팥은 신장의 다른 말로, 우리 몸의 필요 없는 노폐물을 소변으로 배출해주는 주요 기관이다. 신장 기능은 30세부터 연령이 증가함에 따라 신장 기능의 지표인 사구체여과율이 지속적으로 감소해 신장병이 노년층에서 잘 발생한다. 특히 고혈압·당뇨병 환자나 약제의 남용 및 전립선비대증 환자의 경우 신장병 위험도가 높아 조심해야 한다.

내 몸 안의 정수기 '생명필터'인 신장은 혈액을 걸러주고, 체액의 산성도, 전해질, 수분을 조절해 체내 항상성을 유지한다. 또 혈압을 조절하고, 조혈 호르몬을 생산해 적혈구를 만들며, 비타민 D를 활성화해서 뼈를 튼튼하게 만드는 중요한 기능을 한다.

따라서 신장 기능이 저하되거나 소실되어 신장이 제기능을 못하면 생명을 유지하기 힘들다. 즉, 신부전으로 소변 배설이 나빠져서 다리·폐·간에 부종 등이 일어나 몸속에 수분이 괸 경우 심해지면 사망할 수도 있다.

신장병(콩팥병)이라고 하면 신장 기능 감소가 어느 정도인지 뚜렷한 기준은 없지만 일반적으로 신장 기능의 50% 정도가 감소해 신체 내 노폐물을 걸러내는 작용을 하지 못해 신체의 여러 기능이 제대로 수행되지 않은 상태를 말한다. 즉, 이를 신부전이라고 한다. 그리고 신부전은 그 기능이 감소하는 속도에 따라 크게 급성 신부전, 만성 신부전, 말기 신부전으로 나뉜다.

급성 신부전은 며칠 사이에 발생하며 심한 출혈이나 심한 화상, 수은 중독, 약물 중독 등의 원인으로 오는데, 투석 치료를 신장 기능이 원래 상태로 좋아질 때까지 일시적으로 시행한다.

만성 콩팥병으로 불리는 만성 신부전은 3개월 이상에 걸쳐 서서히 진행된다. 40~50대에 많이 발생하며 우리나라 전체 성인 7명 중 1명이 앓고 있을 정도로 흔한 병으로, 사구체가 회복 불가능한 상태까지 파괴돼 생기는 질환이다. 원인은 당뇨병이 40% 정도로 가장 많고, 고혈압과 신장염이 각각 20~30% 정도 차지한다.

그런데 만성 신부전이 급성 신부전보다 더 위험한 것은 신장 기능이 망가지면 원래 정상으로 돌아올 수 없어 평생 투석 치료나 신장 이식을 받아야 하기 때문이다.

말기 신부전은 만성 신부전 가운데서도 잔여 신장 기능이 10% 미만이어서 투석이나 신장 이식에 의존하지 않으면 생명 연장이 어려운 상태를 말한다. 즉, 신장 2개가 모두 문제가 생겨 제기능을 못하는 상태로 삶이 위태로워진다. 그래서 검진을 통해 미리 예방과 가급적 조기 발견하여 사구체가 파괴되는 속도를 최대한 늦추는 것이 최상의 방법이다.

만성 신부전을 의심하게 하는 증상

❶ 소변량이 심하게 늘거나, 줄거나 소변이 나오지 않는다.

❷ 얼굴·다리에 부종이 오는 등 몸이 자꾸 붓는다.

❸ 힘이 부치고 피로감을 잘 느낀다.

❹ 밤에 쥐가 잘 난다.

❺ 허리가 아프다.

❻ 밤에 소변을 자주 봐 여러 번 깬다.

❼ 숨쉴 때 이상한 냄새가 난다.

❽ 피부가 건조하며 가렵거나 여러 피부 질환이 동반된다.

❾ 붉은 소변, 콜라색 소변, 거품뇨를 본다.

신장병 예방 및 해결방안

❶ 두통약, 소염·진통제를 장기간 복용하면 신부전이 오므로 자제한다.

❷ 당뇨병·고혈압을 오래 앓으면 말기 신부전이 오므로 이를 잘 조절한다.

❸ 지나친 염분 섭취를 줄이고 과한 단백질 섭취를 피하며, 적절한 체중을 유지한다.

❹ 소변 검사와 혈압 검사를 정기적으로 한다.

❺ 혈액 검사를 통해 신장병 검사와 혈당 관리를 한다.

❻ 금연을 한다.

❼ 요로감염이 있을 때 조기에 치료한다.

❽ 하루 30분 이상 매일 운동을 한다.

❾ 신장에 도움주는 멜론을 먹는 등 적절한 식이요법을 한다.

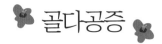

골다공증

골다공증은 어떤 병

골다공증이란 '소리 없는 뼈도둑'이란 수식어가 붙을 정도로 뼈를 도둑당하지 않게 잘 지키지 않으면 다시는 찾을 수 없는 질병으로, 우습게 보면 나이 들어 정말 골병든다. 골다공증은 현대인에게 가장 흔히 발생하는 대사성 뼈질환으로, 뼛속에 수많은 작은 구멍이 뚫려서 '벌집 같은 상태'가 되는 것이다.

뼈의 대부분은 칼슘과 인으로 구성되어 있다. 몸무게 60kg 사람의 경우 약 1kg의 칼슘과 약 700g의 인이 있는데, 그중 약 90%가 뼈와 치아에 저장되어 있다. 뼈는 살아 있는 한 재생을 반복하지만, 노화 재생력이 떨어지거나 저장된 칼슘 또는 인의 양이 저하되면 골다공증이 되는 것이다.

중년기에 접어들면 골다공증 발생 가능성이 높아지고 특히 여성에게 골다공증이 많다. 그것은 폐경이 되면 뼈를 형성하는 데 중요한 여성 호르몬의 분비가 급격히 저하되기 때문이다.

그리고 노년기에 골다공증 환자의 경우 골절이 잘 발생한다. 특히 골다공증이 원인인 고령자의 4대 골절 부위를 보면 어깻죽지, 손목, 등뼈, 넓적다리와 골반이 만나는 지점이다. 그래서 60대 이후에는 적어도 한 번 이상 누구나 척추 골절이나 골반 골절을 겪을 만큼 한의원이나 병원 신세를 지는 사람들을 흔히 보게 된다.

주변에서 보면 보통 물건을 들거나, 의자에 앉거나 허리를 구부리는 등 간단한 동작에서도 척추·골반 골절이 흔하게 발생한다. 그러므로 평소 허리 굽혀 무거운 물건을 드는 것은 자제하고, 지팡이를 사용하여 항상 몸의 균형을 잘 잡는다. 또 빙판길은 나서지 않거나 무언가에 걸려서 넘어지지 않도록 아주 조심해 골다공증 발생과 골절이 안 되도록 예방에 노력해야 한다.

골다공증을 예방하는 확실한 방법으로는 골밀도를 높이고 뼈를 튼튼히 하는 운동이다. 그중에서도 큰 효과를 미치는 운동은 강도 높은 에어로빅이나 테니스, 조깅 등을 들 수 있다.

골다공증을 의심하게 하는 증상

❶ 등이나 허리가 자주 아프다.

❷ 등이나 허리가 휜다.

❸ 키가 작아진다.

❹ 작은 자극에도 골절이 일어난다.

골다공증 예방 및 해결방안

❶ 멸치 등 작은 물고기나 치즈, 어패류, 조류, 깨 등 칼슘이 풍부한 식품을 적극 섭취한다.

❷ 갱년기가 지난 여성의 경우 매일 적정량의 칼슘(1~1.5g)을 섭취한다.

❸ 여성은 이소플라본이 들어 있는 콩제품을 매일 먹는다.

❹ 허벅다리 들기나 걷기 등 근력 운동을 매일 계속한다.

❺ 칼슘 흡수를 방해하는 흡연, 음주를 자제한다.

❻ 청소년기 때부터 규칙적인 운동과 칼슘 섭취를 생활화한다.

❼ 근력 운동으로 골밀도를 높인다.

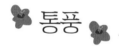 통풍

통풍은 어떤 병

통풍은 관절 속이나 주위에 요산염이 쌓여 생기는데, 열이 나고 피부가 붉어지며 팔다리 관절에 심한 염증이 반복해서 생기는 유전성 대사 이상 질환으로, 심한 통증이 수반되는 병이다. 통풍은 단백질을 섭취할 기회가 적은 과거에는 단백질 섭취 과다로 걸리는 '부자병'으로, 서양에서는 왕이 걸린 병이라 해서 '제왕의 병'이라 했다.

통풍 발작은 주로 환자가 잠들어 있는 동안에 일어나지만 한 번 발작을 하면 '바람이 불기만 해도 아프다'고 해서 '통풍(痛風)'이라는 이름이 붙었다. 통풍 발작이 일어나면 최대 38.9도에 이르는 고열과 몸살 증상이 나타난다. 가벼운 발작은 몇 시간 안에 사라지지만, 몇 주간 지속될 수도 있다. 시간이 흐를수록 발작 빈도가 높아지고, 더 심하게 오래 지속된다.

또 하나의 관절에서 시작하지만, 나중에는 여러 관절에서 동시에 증상이 나타난다. 극심한 통증이 특징인데, 일반적으로 신장결석, 담석, 치질, 산통 등을 참기 힘든 통증이라 하는데, 통풍도 참기 어려운 만만치 않은 통증에 시달린다. 얼마나 아픈지 총 맞은 것보다 더 아프다고 표현할 정도다. 관절을 움직이거나 손을 대면 더 심해진다.

통풍은 혈중 요산 농도가 높아져 관절과 같은 부위에 생기는 질병으로, 관절이 붓고 극심한 통증을 동반하는 재발성 발작을 일으킨다. 또 통풍은 발과 발가락같이 체온이 25도 전후로 낮은 곳에 요산이 침착되기 쉬워 이런 곳에 흔히 발생한다. 특히 엄지발가락이 가장 쉽게 침범되는 관절이다. 발목, 무릎, 팔목, 팔꿈치에도 자주 발생한다.

통풍은 여성보다 남성에게 더욱 흔하다. 남성은 중년 이후, 여성은 갱년기 이후에 주로 발생한다. 특히 유전으로 대물림되는 경우가 많다.

통풍은 사실 높아진 혈중 요산수치(7mg/dL이 적정 수치)를 낮추면 되는 병이지만, 체중 감량과 더불어 퓨린 함유량이 높은 음식물을 안 먹기가 쉽지 않다. 즉, 고기, 생선, 술을 안 먹는 체질개선이 말처럼 쉽지 않다.

통풍 발작 초기에는 증상이 멎으면 원상으로 회복된다. 그러나 발작이 자주 일어나 만성으로 발전한 경우에는 관절이 기형이 되거나 굳는 경우까지 발생한다. 또한 통풍 환자는 요독증과 뇌혈관 장애, 심근경색으로 목숨을 잃는 경우가 많다. 때문에 나이 들어서 통풍은 한 번 스쳐가는 질환쯤으로 가볍게 보지 말고 좀 더 주의 깊게 관찰해야 한다.

통풍을 의심하게 하는 증상

❶ 관절 부위가 멍든 것처럼 붉은색이나 푸른색을 띤다.

❷ 엄지발가락이 빨개지고, 붓고 열이 나며 아프다.

❸ 발가락을 누군가 바늘로 콕콕 찌르는 듯한 극심한 통증이 온다.

❹ 곱창과 소주, 오징어와 맥주를 자주 먹는 사람에게 발생하며, 골절이 자주 발생한다.

❺ 발과 발가락을 포함한 관절염 증세가 있다.

통풍 예방 및 해결방안

❶ 하루 1~3회 족욕을 한다.

❷ 퓨린이 많이 들어 있는 소·돼지고기 등의 육류와 내장류, 등푸른 생선, 멸치와 마른 오징어 등을 적게 먹는다.

❸ 비타민 C, 저지방 유제품, 적당한 운동으로 요산을 낮춘다.

❹ 물을 충분히 섭취해 소변 배설량을 늘린다.

❺ 심한 운동을 피하고, 워킹 등으로 몸을 단련한다.

❻ 곰국, 갈비탕을 피한다.

❼ 음주는 통풍을 악화시키므로 술을 끊는다.

❽ 과일, 과일주스, 꿀과 튀김 같은 기름진 음식을 자제한다.

동맥경화증, 관상동맥증후군

동백경화증은 어떤 병

우리 몸 전체에 퍼져 있는 혈관 길이는 총 12만km다. 이 혈관을 통해 우리 몸 구석구석에 산소와 영양소를 실어 나른다.

일반적으로 사람 몸의 총 혈액량은 체중의 12분의 1로, 몸무게 60kg 사람의 경우 약 5,000cc인데 이 혈액은 전신의 혈관을 1분에 한 바퀴씩 엄청난 속도로 질주한다. 하지만 이 긴 혈관 중에서 어딘가가 막혀 있다면 혈액순환이 방해를 받아 각종 혈관성 질환이 나타난다.

혈액이 오염되어 혈류가 나빠지면 혈관 내벽에 혈액 속 잉여물이나 노폐물이 침착된다. 이에 따라 혈관이 좁아지고 딱딱해지는 것이 동맥경화다. 즉, 운동 부족이나 고칼로리 식단 등으로 혈관에 나쁜 콜레스테롤·중성지방이 쌓여 혈관이 좁아지는 병을 말한다.

그리고 심장동맥이 부분적으로 막히는 협심증과 심장동맥이 완전히 막히는 심근경색같이 심장에 산소와 영양분을 대는 '관상동맥'이란 혈관이 막히는 병인 허혈성 심장 질환을 관상동맥증후군이라 한다. 갑자기 극심한 통증이 동반되며, 적절한 치료를 받지 않으면 심정지로 이어질 수 있는데, 돌연사 원인의 약 80%를 차지해 '죽음의 시한폭탄' 질환으로도 불린다.

이렇게 대표적인 중증 질환인 동맥경화증과 급성 관상동맥증후군은 한국인의 주요 사망 원인 중 하나로 꼽혀 조심해야 한다. 특히 급성 관상동맥증후군 환자의 경우 막힌 심장 동맥 치료를 위해서 동맥 속으로 금속철망 모양의 스텐트나 풍선을 넣어 막힌 심장 혈관을 뚫거나 넓힌다.

일반적으로 동맥은 체내에 필요한 산소와 영양물질을 조직이나 세포 등에 공급하는 중요한 통로로, 만일 동맥이 제구실을 못하면 영양 부족 현상이 나타난다. 그리고 혈액을 운송하는 혈관 중 동맥이 경화되면 동맥경화라고 말하는데, 치료로 혈관이 두꺼워지는 원인을 제거하는 것이 기본이 된다. 거기에는 콜레스테롤 조절이 필수다.

따라서 노년기로 갈수록 동맥경화가 원인인 협심증이나 심근경색 발생 위험이 커진다. 그러므로 심혈관 전문의들은 심혈관 질환을 예방하는 방법으로 하루 4층 정도 높이(70~80계단) 오르내리기 운동을 권한다.

또한 내릴 전철역으로부터 걸어서 15분 거리의 집을 얻어 매일 걷기 생활화도 좋은 방법이다. 그리고 나이 들어서는 혈관 벽에 쌓여 혈관을 막는 근본적인 원인이 되는 나쁜 콜레스테롤(LDL)을 낮추고, 혈관 벽에 쌓인 콜레스테롤을 청소하고 항산화 작용을 하는 좋은 콜레스테롤(HDL)을 높이는 관리가 필요하다.

동맥경화증을 의심하게 하는 증상

❶ 쥐어짜는 듯한 뻐근한 가슴 통증이 나타난다.

❷ 맥이 풀리듯이 힘이 없거나 힘쓰는 것이 버겁다.

❸ 의욕도 사라지고 식욕이 없다.

❹ 갑자기 숨이 찬 증상이 반복해 나타난다.

동맥경화증 예방 및 해결방안

❶ 소, 돼지 등 모든 동물성 기름과 버터, 쇼트닝, 새우, 장어, 달걀노른자 등 콜레스테롤이 높은 음식을 피한다.

❷ 상추, 시금치 등 녹황색 채소와 미역, 다시마의 해조류, 그

리고 버섯류를 즐겨 먹는다. 과일로는 석류가 동맥경화증
에 좋다.

❸ 소금 대신 고춧가루, 후추, 마늘, 식초로 맛을 낸다.

❹ 일주일에 3회 이상, 30분씩 걷기와 자전거 타기, 등산, 수영
등 유산소 운동을 한다.

❺ 정기적인 혈액 검사를 통해 혈중 지질 수치를 모니터링한다.

❻ 콩이나 두부 등 식물성 단백질, 흰살 생선 등으로 식단을 꾸
미는 등 식이요법을 한다.

❼ 제2의 심장이라 불리는 종아리 근육을 마사지해주면 혈액
순환에 좋다.

🌸 어지럼증 🌸

어지럼증은 어떤 병

어지럼증은 나이 들어 나타나는 대표적인 증상 중 하나인데, 통증, 떨림과 함께 건강 적신호 3대 증상의 하나이기도 하다. 어지럼증은 젊어서는 빈혈인 경우가 많지만 노인의 경우 노화로 인해 귀나 신경의 기능이 떨어져 발생한다.

귀에는 몸의 균형을 잡아주는 '전정기관'이 있는데, 이곳에 돌 부스러기(이석)가 돌아다니면 어지럼증이 생긴다. 즉, 몸의 균형을 잡는 전정기관이 손상받으면 어지럼증이 생긴다.

어지럼증은 어지러워 일상생활에 불편을 주는데, 아이부터 성인까지 모든 계층에서 나타난다. 특히 65세 이상 노인의 약 38%가 어지럼증을 겪는다.

하지만 노인의 어지럼증은 단순히 불편한데 그치지 않고 부상까지 이어지기 쉽기 때문에 신경 써야 한다. 즉, 낙상으로 뼈가 부러지면 생명이 위험해질 수 있다. 고관절이 부러진 노인은 1년 내 사망할 확률이 최대 67%나 된다. 그러나 큰 병만 아니면 몸의 균형을 잡는 운동을 반복하면 어지럼증은 완화되고 잘 넘어지지 않을 수도 있다.

이처럼 노년에는 젊은 층의 어지럼증과는 달리 관심을 가져야 한다. 왜냐하면 어지럼증은 뇌뿐만 아니라 귀·눈·척추·내부 장기 등과도 관련되는데, 뇌경색이나 뇌종양, 뇌출혈 등 생명과 직결되어 나타나는 어지럼증은 분, 시간을 다투기 때문이다.

그래서 어지럼증은 빈혈 같은 단순한 어지럼증이 있기도 하지만, 나이 들어 심하게 발생하면 혹시 큰 병일 수도 있다. 즉, 상대방 말을 못 알아듣는 일이 잦아지고 걸을 때 한쪽으로 몸이 쏠려 균형을 잡기가 쉽지 않을 정도의 어지럼증이 자주 있다면 뇌경색 혹은 뇌혈관 질환, 퇴행성 뇌질환, 머릿속 두개저 종양인지 감별할 필요가 있기 때문에 꼭 병원을 찾는 것이 바람직하다.

어지럼증을 의심하게 하는 증상

❶ 앉았다 일어나면 핑 도는 게 균형을 잡기 힘들다.

❷ 엘리베이터가 올라갈 때 현기증을 느끼고 토할 것 같다.

❸ 걷다가도 사물이 위아래로 흔들거리며 어른거린다.

❹ 버스나 전철에서 유난히 중심 잡기가 힘들 정도로 시야가 흔들거린다.

❺ 조금만 힘이 부쳐도 하늘이 빙빙 돈다.

어지럼증 예방 및 해결방안

❶ 평소 전철이나 버스 등을 타면 서서 몸의 균형 잡는 연습을 한다.

❷ 바로 선 상태에서 허리를 굽히지 않은 채 몸을 앞뒤로 흔들어 운동한다.

❸ 양발·다리 붙인 상태에서 엉덩이를 앞뒤로 움직여 운동한다.

❹ 발을 어깨 너비만큼 벌리고 무릎을 굽힌 상태로 30초간 유지하는 운동을 한다.

❺ 발을 걸음걸이만큼 앞뒤로 벌린 상태에서 상체만 앞뒤로 움직이는 운동을 한다.

❻ 잘 안 들리고 걸을 때 휘청댈 정도의 어지럼증일 땐 병원을 노크한다.

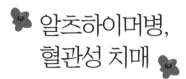

알츠하이머병, 혈관성 치매

알츠하이머병과 혈관성 치매는 어떤 병

'노년의 그림자' 치매는 수술해서 낫는 병이 아니기 때문에 60대 이상의 노년층에서 가장 두려워하고 무서워하는 질환이다. 치매는 옛날엔 정확한 병명이 없어 그저 대충 '노망'이라고 불렸던 병이다. 치매는 뇌세포가 파괴되면서 인지 능력이 서서히 감퇴되는 증상으로, 육신은 멀쩡히 살아 있으나 영혼의 정신줄이 망가져 정전 상태인 무서운 질환이다.

알츠하이머병과 혈관성 치매 등 치매가 문제인 것은 본인 자신은 물론이고 온 가족이 함께 육체적·정신적으로 시달리는 피해와 힘든 생고생을 하게 되기 때문이다. 그래서 노인이 되면 누구나 치매를 공포의 대상으로 생각하며 가장 우려한다.

보건복지부에 따르면, 65세 이상 치매 환자는 약 63만 명으로, 국내 65세 이상 노인 10명 중 1명꼴로 치매를 앓는다. 또한 기관의 연구 조사에 의하면, 치매에 걸릴 위험성이 85세에 이르면 최고치에 육박해 85세 이상 노인 둘 중 하나가 치매 환자로 될 위험을 안고 있고, 퇴행성 뇌질환인 알츠하이머병, 혈관성 치매, 파킨슨병 중 알츠하이머병이 50~70%를 차지한다.

또 다소 생소한 루이소체치매는 알츠하이머병 다음으로 흔한 치매 유형으로, 치매의 20% 정도를 차지한다. 그동안 한국에서는 의외로 잘 알려지지 않았는데 한 드라마를 통해 더 널리 알려진 케이스다. 특히 루이소체치매는 노인성 치매의 증상과 파킨슨병의 증상이 같이 섞여서 나타나는 것이 특징이다.

치매의 단계를 보면 처음에는 건망증에서 시작해 인지 능력 저하로 이어지고, 그 다음이 경도인지 저하로, 더 나아가 알츠하이머 질환의 초기 치매를 거쳐 중증 치매로 발전한다.

치매의 종류는 너무 다양해 깔깔 웃는 치매부터 아무 건물이나 자기 것이라고 하거나, 물건을 버리지 못하고 쌓아 두는 등 나이 들어 이상한 행위를 보이면 치매로 봐야 한다. 그리고 기억력 저하만 치매가 아니고 느린 행동, 심한 잠꼬대와 우울증도 치매일 수가 있다.

치매의 양대 산맥은 알츠하이머병과 혈관성 치매로 나뉘는데, 치매 하면 가장 먼저 떠올리는 것이 가장 흔한 알츠하이머병이다. 알츠하이머병은 뇌 속에 아밀로이드라는 잘못된 단백질이 쌓이는 병이다. 증상이 시작되는 나이는 대략 70~75세경이다.

젊은 사람도 걸리는 혈관성 치매는 혈관 안쪽에 기름 같은 찌꺼기가 끼어(동맥경화) 혈관이 딱딱해지거나 노폐물이 쌓여 뇌혈관이 막히고, 이로 인해 뇌세포가 죽기 때문에 생기는 치매다.

치매 환자 100만 명 시대, 치매를 남의 일로 치부할 일이 아니다. 치매의 싹은 40대부터 자라기 때문에 중년부터는 평소 식탁에서 고등어, 참치, 연어 등의 생선류와 호두, 들기름 등에 풍부하게 들어 있는 오메가-3 지방산인 DHA를 섭취한다. 또 청력 저하, 시력 저하, 치아 결손 등도 인지 기능 저하에 영향을 미치므로 이들 감각기 장애를 막는 등 치매 예방에 신경 써야 한다.

또한 정신과 전문의의 말에 의하면, 늘 새로운 것에 도전하고 끊임없이 무언가를 배우는 사람들은 치매에 걸릴 확률이 낮다고 한다. 필자의 아버님의 경우에도 보면 100세 가까운 연령이신 데도 불구하고 기억력 등 정신건강이 좋으신데 거기에는 매일 운동과 영어 공부, 또 매일매일 메모장, 일기장 2권으로 하루 할 일과 하루 겪은 일들을 쓰고 기록하는 생활습관이 치매 예방에 많은 도움이 되었을 것으로 짐작된다.

이렇게 규칙적인 운동과 공부, 독서를 통해 뇌를 활발히 사용하는 것도 치매 예방에 도움이 되므로 나이 들수록 뇌 건강에 신경 써야 한다.

알츠하이머병을 의심하게 하는 증상

❶ 가벼운 건망증으로 시작해 최근 일부터 잊어버린다.

❷ 망상증과 공격성이 나타난다.

❸ 방향감각이 떨어지고 단어·이름을 못 떠올리는 등 기억력이 떨어진다.

혈관성 치매를 의심하게 하는 증상

❶ 몸에 마비가 오거나 발음이 부정확하고 시야가 좁아진다.

❷ 갑작스럽게 기억력, 인지 능력이 나빠진다.

❸ 성격이 급해지거나 게을러지며 욱하는 증상이 생긴다.

알츠하이머병과 혈관성 치매 예방 및 해결방안

❶ 기름진 식습관을 개선한다.

❷ 혈관 건강에 중요한 두뇌 영양소 '오메가-3 지방산'을 많

이 섭취한다.

❸ 치매 예방에 좋은 카테킨 성분의 녹차, 녹황색 채소, 등푸른 생선, 올리브 오일, 견과류와 카레를 자주 먹는다(카레를 자주 먹는 인도인은 알츠하이머병 발병률이 아주 낮다).

❹ 매일 신문과 책을 읽고 일기나 가계부를 써서 뇌세포를 활성화한다.

❺ 새로운 것에 도전하고 배우고 공부한다.

❻ 인지 능력 향상을 위해 움직이는 신체 운동을 한다.

❼ 걷기는 뇌 운동에 도움이 되므로 걷기를 생활화한다.

❽ 사람들과 접촉이 줄면 인지 능력이 저하되므로 새로운 사람을 만난다.

❾ 신체와 뇌는 어느 정도는 혹사시켜야 육체건강, 정신건강에 좋다.

파킨슨병

파킨슨병은 어떤 병

　파킨슨병은 도파민이라는 신경전달물질을 분비하는 특정 신경세포가 감소해 움직임에 장애가 생기는 뇌·신경계 질환이다. 또한 뇌 안의 면역세포에서 과다 분비되는 염증 물질이 뇌세포를 파괴하면서 발생하는 대표적인 신경퇴행성 노인 질환으로 알츠하이머병, 혈관성 치매와 함께 치매의 한 종류다. 지팡이 짚고 허리를 구부린 채 손을 떨거나, 머리를 떨거나 발을 끄는 노인들이 우리 주변에서 흔히 볼 수 있는 파킨슨병 환자의 모습이다.

　한편 젊은 층들도 많이 걸리는 파킨슨증후군이란 질환은 파킨슨병과는 다르다. 즉, 파킨슨병의 증상과 유사한 증상을 보이지만 파킨슨병과는 나타나는 원인이 다른 질환들을 모두 일컫는 말이다.

파킨슨병의 경우 전국적으로 30만~40만 명 이상의 환자가 있다. 이처럼 파킨슨병은 1,000명 중 4명이 앓고 있어 흔한 병은 아니지만 65세 이상 인구 중 1%가 앓고 있을 정도로 환자가 꾸준히 늘고 있다.

그런데 문제는 고령화로 인해 생겼다고 병을 1~2년 방치해 치료시기를 놓치는 것이다. 제대로 치료하지 않으면 진행속도는 느리지만 증상이 악화돼 합병증으로 번져 9~10년 이내에 사망에 이른다. 하지만 치료를 꾸준하게 잘 병행하면 증상을 개선하고 완화시킬 수 있는 질환이다.

파킨슨병이 진행되면 점차 글을 쓸 수 없게 되거나 단추를 끼우는 섬세한 손동작이 필요한 일들을 제대로 할 수 없게 된다. 그것은 손발이 떨리고 근육이 굳어 몸이 마음대로 안 움직여주기 때문이다.

더 진행되면 침이나 음식물을 제대로 삼키기 힘들어지고, 급기야 몸이 굳고 근육에 힘이 빠져 휠체어를 사용해야 하는 신세로 전락한다. 이런 상황까지 가면 자존감에 큰 상처를 받을 뿐만 아니라 그 가족들도 병간호에 지쳐가면서 삶의 질이 같이 떨어지며 힘들게 살게 된다.

파킨슨병은 평균 연령이 64.1세이고, 환자 10명 중 9명은 60대 이상이다. 그러므로 60세가 넘어서는 유전적인 요인보다 특히 면역력이 떨어진 환경적인 요인이 강한 질환인 파킨슨병 예방을 위해 노력해야 한다. 즉, 운동과 햇빛을 충분히 쐬고 규칙적인 수면 시간을 지키는 등 면역력을 높이는 기본적인 생활자세를 유지해야 한다.

또한 대사증후군(복부 비만, 고혈당, 고혈압, 고중성지방혈증, 콜레스테롤혈증 중 세 가지 이상 해당하는 경우) 요소가 많아질수록 파킨슨병 발병 위험률도 높아지므로 이들 성인병에 걸리지 않도록 노력해야 한다.

파킨슨병 환자의 경우는 걷기, 수영, 마사지, 요가 등의 운동과 약물 치료와 함께 물리 치료를 병행해야 치료 효과를 높일 수 있다.

파킨슨병을 의심하게 하는 증상

❶ 걸을 때 한쪽 팔만 움직이거나 한 손에서만 떨림이 생긴다.

❷ 한쪽 어깨가 유난히 처져 있다.

❸ 한쪽 다리만 심하게 절거나 식사 중에 침을 흘린다.

❹ 평소 손·팔·다리 통증이 심하다.

❺ 다리가 마비되는 듯 걷기가 어렵다.

❻ 떨림, 경직, 느린 움직임, 불안정한 자세 등을 보인다.

❼ 냄새를 잘 맡지 못하거나 자주 잠꼬대가 심하다.

❽ 계속 고개를 흔들어대거나 자기도 모르게 떤다.

❾ 균형감각을 잃고 자주 넘어진다.

❿ 자다가 종종 곁에 있는 사람을 때린다.

파킨슨병 예방 및 해결방안

❶ 낮에는 취미생활에 집중하고 규칙적인 수면시간을 지킨다.

❷ 매일 운동을 적당히 하고 마사지로 꼭 풀어준다.

❸ 햇빛을 충분히 쬔다.

❹ 과일, 채소 등 혈액순환에 도움이 되는 음식을 먹는다.

❺ 도파민을 보충한다.

낙상과 숨어 있는 뇌질환

낙상과 숨어 있는 뇌질환은 어떤 병

보통 노화로 골격이 약해져 잘 넘어지거나, 높은 곳에서 떨어지거나 부주의로 어딘가에 걸려 넘어져서 다치는 것이 낙상이다. 즉, 낙상은 떨어지거나 넘어져서 몸을 다치는 것으로, 주로 노년층에서 잘 발생한다.

특히 발끝이 걸려 넘어지는 것은 노인의 적일 정도로 조심해야 한다. 넘어져서 다리뼈가 부러지면 일어설 수 없기 때문에 안 넘어지는 것도 장수의 비결일 정도로 중요하다.

우리나라 65세 이상 노인의 신체 손상 중 절반 이상이 낙상에 의하여 발생할 정도로 해마다 노인의 낙상사고는 점점 늘어나고 있다. 따라서 낙상을 절대로 가볍게 봐선 안 된다.

노인의 낙상은 단순히 다치는 것으로 끝나지 않는다. 다친 사이 신체 활동이 부족해지면서 체력 저하로 이어지고, 체력 저하는 면역력을 떨어뜨려 다른 질병에 걸리기 쉽게 만들어 사망으로 이어지기도 한다.

즉, 한 예로 친척같이 지내는 한 지인은 과체중 비만에다 운동도 잘 안해 체력 저하와 하체 부실로 평소에 잘 넘어지는 편인데, 이날도 넘어져서 입원했다가 병원에서 폐렴을 얻어 70세 갓 넘은 나이에 갑자기 돌아가셨다. 이처럼 낙상은 목숨을 위협할 수도 있다. 또 골다공증 환자의 경우 가벼운 낙상도 심각한 손상을 동반하거나 합병증으로 사망까지 이른다.

이렇게 낙상사고는 환자와 가족의 육체적·정신적 고통과 경제적 손실 또한 크다. 그래서 낙상은 대부분 주의만 하면 예방이 가능하기 때문에 예방을 하는 것이 무엇보다 좋은 방법이다.

우스갯말로 "제대 말년에는 떨어지는 낙엽도 조심하라"고 하듯이 특히 노년 말년에는 조금만 주의를 기울이면 방지가 가능한 대수롭지 않은 낙상을 조심해야 한다. 그래서 나이 들어서 단독주택이든 아파트든 한집에서 계속 살려면 노년에는 집안에서 생활하는 시간이 많아지므로 방·베란다·화장실 턱을 없애는 것과 욕실 미끄럼방지 리모델링 작업은 필수다.

160

즉, 노인들이 생활하기 적합한 집안환경을 만들어 낙상을 방지해야 한다. 왜냐하면 50세 넘어 고관절 골절 환자의 경우 10명 중 2명이 1년을 못 넘길 정도로 골절로 인해 오래 누워 있으면 폐렴, 방광염, 패혈증, 욕창 등의 합병증이 생겨 목숨을 잃기 때문이다.

노인에게서 넘어짐은 심각한 문제가 될 수 있다. 쉽게 골절이나 출혈이 발생하고, 이로 인해 입원해 치료하는 동안 많은 합병증이 일어난다. 특히 근육 약화로 생활 능력이 갑자기 현저하게 떨어지고, 심할 경우 이로 인해 생명까지 위협한다.

노인이 잘 넘어지는 주요 원인으로는 뇌졸중, 파킨슨병, 각종 치매 질환 등이 꼽힌다. 그리고 진정제와 항우울제 등 약물 부작용, 음주 및 시력 약화 등도 원인이다.

또 단순한 노화로도 몸동작이 둔해지고, 근육과 골격이 약해지기 쉬우며 다칠 수 있다. 하지만 보행장애가 나타나고 자주 넘어질 때 '관절 이상으로 나이 들어 그렇겠지'라는 안이한 생각으로 무시해선 안 된다.

나이 들어 반복되는 낙상은 숨어 있는 뇌질환이 원인일 수도 있다. 그래서 자기 나이 또래에 비해 자주 넘어지면 뇌에 문제가 있을 가능성이 크므로 신경학적 검사를 받는 게 좋다.

낙상과 숨어 있는 뇌질환을 의심하게 하는 증상

❶ 걸음걸이가 과거에 비해 늦거나 보폭이 짧아진다.

❷ 보행 시 팔 흔들림이 줄어든다.

❸ 앉아 있다가 일어설 때 다리 움직임이 둔하다.

❹ 갑자기 하체의 힘이 빠져 주저앉는 경우가 종종 있다.

❺ 보행이 불편하고 나이 또래보다 자주 넘어진다.

낙상과 숨어 있는 뇌질환 예방 및 해결방안

❶ 뒤로 걷는 운동은 낙상 위험을 증가시키므로 자제한다.

❷ 집안을 밝게 하고 문턱을 없앤다.

❸ 집안 욕실 등에 미끄럼 방지대를 설치한다.

❹ 넘어지는 원인이 뇌질환이 아닌지 뇌신경 검사를 한다.

❺ 심한 실내외 온도 차이를 없앤다.

❻ 나이 들어서는 과로, 수면 부족 등 낙상 위험을 증가시키는 것을 피한다.

❼ 잘 미끄러지는 신발 등은 과감히 없앤다.

❽ 현재 복용 중인 약물 부작용으로 낙상이 오는 수도 있어 의사와 상의한다.

🌸 근경련증 🌸

근경련증은 어떤 병

근경련증은 평소보다 많이 걷거나 안 쓰던 근육을 무리하게 썼을 때 주로 걸린다. 우리가 흔히 "쥐가 났다"고 표현하는 근경련증은 나이가 들면서 잘 겪는 증상 중 하나다.

50세 이상의 3분의 2가 근경련증을 겪고 있는데, 이 중 일부는 중증 질환의 신호라고 한다. 그래서 노인이 움직이지 않고 가만히 있어도 근경련을 자주 겪는다면 급성 콩팥병이나 심장·뇌질환 때문일 수도 있기 때문에 근경련이 생기는 시기와 강도를 잘 파악해 심할 경우 검사를 받아보는 게 좋다.

이런 질환이 왜 근경련을 유발하는지는 명확히 밝혀지지 않았다. 다만, 혈액 속에 근육을 이완하는 마그네슘과 근육을 수축하는

칼슘 농도가 과도하게 낮아지거나, 대사 기능이 급격히 떨어지거
나 신경계에 문제가 생기기 때문으로 추정할 뿐이다.

근경련은 심장, 신장, 뇌혈관 등에 특별한 질환이 없다면 대부분
노화로 인한 근력 감소가 원인인 경우가 대부분이다. 즉, 근육의 힘
이 약해지면 피로가 쉽게 쌓이고, 이 때문에 조금만 움직여도 경련
이 오는 것이다. 이런 근경련증은 질환이 아니기 때문에 평소 스트
레칭을 꾸준히 하면 근경련을 막을 수 있다.

그리고 근경련을 예방·완화하는 데 좋다고 해서 마그네슘·칼슘
이 든 영양제를 따로 복용하는 경우가 많은데, 이보다는 스트레칭
이 더 효과적이다. 근경련이 잘 생기는 근육을 움직이고, 종아리와
발바닥 등을 마사지해서 근육의 피로를 풀면 된다.

나이 들어서는 무리하게 걷거나, 안 쓰는 근육을 쓰거나 평소보
다 근육을 무리하게 썼을 때 밤에 쥐가 나는 경우가 많은데, 이런
증세는 노화로 인한 근력 감소이므로 괜찮다. 하지만 가만히 있어
도 쥐가 자주 나면 한 번쯤 중증 질환을 의심해 꼭 병원을 찾아야
한다.

근경련증을 의심하게 하는 증상
❶ 일을 안하고 쉬고 있어도 근경련이 온다.

❷ 근경련과 함께 감각 이상과 근력 약화가 동반된다.

❸ 근경련이 생겨 손으로 근육을 움직이고 마사지를 해도 좀처럼 완화되지 않는다.

❹ 운동을 할 때마다 근경련이 생긴다.

근경련증 예방 및 해결방안

❶ 평소 스트레칭을 꾸준히 한다.

❷ 수분이 부족하면 근경련이 잘 생기므로 물을 많이 마신다.

❸ 카페인 섭취를 자제한다.

❹ 염분이 부족해도 근경련이 잘 생기므로 염분을 적당량 섭취한다.

❺ 취침 시 다리 밑에 베개 등 높은 것을 넣어 다리를 심장보다 높게 해두면 수면 중 근경련이 오는 것을 막을 수 있다.

🌸 대상포진 🌸

대상포진은 어떤 병

대상포진은 어릴 적 감염된 수두바이러스가 잠복해 있다가 노약자나 암 치료받는 사람, 만성 알코올 의존자, 스트레스 심하게 받는 자, 과로로 피로한 사람들같이 면역력이 급격히 떨어졌을 때 다시 발생하는 급성 질환이다. 대상포진 주요 발병 나이는 50~70대이며 2017년 환자가 71만 명으로 매년 5.7%씩 증가하는, 전 국민의 20%가 가지고 있는 흔한 질환이다. 요즘은 스트레스나 과로로 20~30대 젊은 층의 환자도 많아지고 있다.

대상포진은 신경절이 분포하는 가슴, 등 이외에 눈, 이마, 입, 귀, 사타구니, 항문 등 어디에나 발생할 수 있으며, 감기와 비슷한 증상으로 인하여 진단이 늦어지는 경우가 빈번하다. 또 대상포진은 피부가 벌겋게 부어오르고 수포가 생겨 피부병으로 아는 사람들이 많은데, 신경에 염증과 손상이 생겨 발생하는 '신경병증성 통증' 질환이다.

따라서 대상포진을 확실하게 치료하려면 피부과도 되지만 신경치료를 할 수 있는 병원이 더 바람직하다. 특히 대상포진은 제때 적절한 치료를 하지 않으면 심각한 합병증에 시달릴 수 있다. 대상포진 후 신경통이 오면 완치가 힘들다.

눈 주위의 피부에 발진과 물집이 생기는 안부 대상포진의 경우 환자의 3분의 2가 각막염으로 고통을 겪고 있으며, 녹내장, 시력 저하가 나타나기도 해 심한 경우 실명에까지 이를 수도 있다. 항바이러스를 수포 발생 후 3일 이내의 초기에 복용하면 질병의 증상과 신경 통증을 완화시켜주는 효과가 있다.

대상포진의 통증은 산통이나 암의 통증보다 심하다고 알려져 있다. 최소 7~10일, 합병증이 생기면 수년간 이런 고통에 시달려야 한다. 특히 대상포진성 통증의 경우 통증이 너무 심하면 마약성 진통제 사용이 도움될 수 있으며, 수포 난 부위를 습윤 치료하는 것도 통증 완화에 도움이 된다.

또 대상포진은 피부 접촉으로도 전염이 되기 때문에 이를 예방하려면 백신 접종을 해야 한다. 대상포진 예방주사를 맞으면 50%

이상 예방이 가능하고, 대상포진 후 신경통 발생을 60% 이상 감소시킬 수 있으므로 일생에 한 번은 꼭 맞는 것이 좋다. 특히 대상포진은 7·8월 여름철에 증가하는데, 그것은 체력이 떨어지면서 면역력이 떨어지기 때문이다. 그래서 여름철에 노약자는 면역력이 떨어져 대상포진에 걸리지 않도록 각별히 신경을 써야 한다.

대상포진을 의심하게 하는 증상

❶ 초기 증상은 오심, 피로하거나 화끈거리는 통증과 더불어 가려움이 동반된다.

❷ 몸에 힘이 없고 통증을 느낀다.

❸ 피부에 붉은 띠처럼 물집이 있고 발진을 일으킨다.

❹ 피부를 건드리면 아프고 특히 스치기만 해도 심한 통증을 느껴 옷 갈아입는 것조차 힘들다.

대상포진 예방 및 해결방안

❶ 면역력 강화와 나쁜 생활습관을 개선한다.

❷ 규칙적인 운동과 비타민 D를 섭취한다.

❸ 비타민이 풍부한 채소와 과일을 섭취한다.

❹ 대상포진 예방에 효과적인 예방 백신을 접종한다.

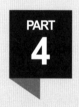

PART
4

명품 인생을 위해 조심해야 할
8대 암

– 특징과 원인, 특이한 증상과 예방 및 치료

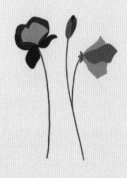

다양한 질병 중 3대 질환의 하나인 암은 우리 신체 중 손·발톱과 머리카락만 빼고는 눈꺼풀암까지 있을 정도로 안 생기는 곳이 없을 정도다. 다만 예외인 곳이 하나 있는데, 그것은 심장이다. 왜냐하면 심장은 따뜻하고 계속 움직이기 때문에 유일하게 암이 생기지 않는다. 심장 외에는 어디서나 생길 수 있는 질병으로 사람의 여러 가지 질병 중 가장 골치 아픈 것이 암이다. 특히 암세포는 누구나 하루 동안 수백에서 수천 개가 생겨난다고 한다.

우리나라에는 현재 150만 명 가까운 암 환자가 투병 중이고, 매년 30만 명 가까운 암 환자가 새로 발생한다. 이렇게 암은 소리 소문 없이 찾아들어 사람의 목숨을 위협하는 사망률이 가장 높은, 모든 사람이 가장 두려워하는 질병이다. 65세 이상 고령자의 사망 원인 1위는 단연 암이고, 지금도 수많은 사람들이 암으로 고통을 겪고 있다.

암은 건강하지 못한 체세포가 돌연변이를 일으켜 비정상적인 속도로 빠르게 분열하면서 시작된다. 그리고 대부분의 암세포는 신체의 다른 부위로 빠르게 전이된다. 암은 몸에 나쁜 술, 담배를 끊는 등 나쁜 습관을 버리고 몸에 좋은 음식을 먹는 식습관, 생활습관을 가져 개선함으로써 예방할 수 있다.

이미 알려진 암의 종류만 무려 300여 가지가 있다. 그중 대표적인 것으로는 위암, 간암, 대장암, 식도암, 후두암, 췌장암, 담도암, 유방암, 폐암, 난소암, 신장암, 전립선암, 자궁경부암, 방광암, 골육종, 피부암, 악성 흑색종, 소아암, 뇌종양(뇌암), 갑상선암, 음낭암, 백혈병(혈액암), 악성림프종, 인두암, 구강암, 식도암, 두경부종양(상악암·설암·구강저암·후두암·하인두암), 눈꺼풀암(피지샘암·바닥세포암), 육종암 등이 있다.

나이 들수록 위의 여러 암 중에서 한두 가지로 사망할 확률이 높아지는데,

세계에서 가장 많은 암은 폐암, 대장암, 간암, 위암이며 우리나라에서 위험성이 높은 암은 암 사망률 1~2위를 다투는 대장암 · 폐암과 위암, 간암, 자궁경부암, 유방암으로 전체 암 환자의 3분의 2를 차지한다.

특히 암은 위암, 대장암, 폐암, 간암, 유방암, 자궁경부암, 갑상선암, 전립선암 등 8대 암에 집중되어 발생한다. 그래서 이 8대 암의 특징과 원인, 특이한 증상과 예방 및 치료법을 알아보면 다음과 같다.

🌸 (1) 위암 🌸

위암의 특징과 원인

요사이는 젊은층도 점집, 역술인을 찾아가 점들을 많이 본다고 한다. 그런데 요즘 점쟁이들의 바뀐 신풍속도라면 백세시대라서 그런지 젊은 청춘에게까지 '몇 세까지 산다'가 포함되며, 이어서 단골 메뉴, 상투적인 나쁜 멘트로 "위가 좋지 않군"이 빠지지 않는다고 한다.

이 말은 누구나 예외 없이 위를 수십 년 혹사시켜 위염부터 위궤양, 더 나아가 위암 환자가 주변에 많다는 것을 방증한다.

위암은 후진국형 질병으로, 개발도상국에서는 여전히 수위를 차지하고 있다. 우리나라의 경우 이전까지는 위암이 발병률 1위였다가 현재는 갑상선암에게 1위를 내주었지만 아직도 발병률 2위일 정도로 많이 발생하는 암이다.

갑상선암이나 유방암은 10년 생존율을 따지지만, 위암은 5년 생존율을 따질 만큼 아직은 위험한 병이다. 즉, 일찍 발견하지 못해 암세포가 주변 장기로 퍼져 나갔을 때에는 항암제도 잘 듣지 않아 결국 환자는 고통 속에서 세상을 떠나야 하는 여전히 무서운 병이다.

위암은 조기 위암으로 가는 데 걸리는 시간이 4년 이상이고, 조기 위암에서 진행성 위암으로 변하는 데도 4년이 걸린다. 그러므로 8년 안에 발견되거나 암이 시작된 곳에서 멀리 퍼져 나가기 전에 수술 등 치료를 잘 받으면 충분히 나을 수 있는 완치 가능한 병이기도 하다.

위암이라 하면 일반적으로 위선암을 일컫는다. 위선암은 위장점막조직에서 발생한 세포가 선암성 변화를 보이면서 종괴(종양 덩어리)를 만들거나 악성 궤양을 만드는 암이다. 한국, 일본, 중국에서 전 세계 위암의 50% 이상이 발생한다.

위암 전문의들은 짜게 먹는 식습관과 외식을 많이 먹는 습관, 탄 음식, 헬리코박터균을 주요 원인으로 꼽는다. 특히 맵고 짠 음식, 높은 열로 가열한 음식, 질소산화물 첨가 음식, 잦은 술과 흡연 등의 위험인자를 가진 사람들은 발병 확률이 꽤 높아진다는 사실을 알고 나이 들어서는 위암이 발병하지 않도록 주변 환경에 신경을 써야 한다.

위암의 특이한 증상

❶ 보통 속쓰린 현상이 자주 나타난다.

❷ 상복부 불쾌감이나 소화불량 증세, 통증이 있다.

❸ 빈혈기가 있다(철결핍성 빈혈).

❹ 조금만 움직여도 힘이 들고, 나중엔 혈변까지 본다.

❺ 체중 감소가 있다.

❻ 구역질과 토혈이 있다.

❼ 배에서 덩어리가 만져진다.

위암 예방 및 치료

❶ 맵고 짠 자극적인 음식은 피한다.

❷ 불에 탄 음식은 피한다.

❸ 곰팡이 핀 부패한 음식은 안 먹는다.

❹ 소금에 절인 음식이나 직화구이는 적게 먹는다.

❺ 패스트푸드를 멀리한다.

❻ 찬 음식은 가급적 멀리한다.

❼ 채소, 과일류나 도정하지 않은 곡물을 섭취한다.

❽ 청결과 신선 식품 위주로 먹는다.

❾ 위암 예방에 효과 있는 음식을 먹는다(마늘, 옥수수, 토마토, 배, 코코아, 양파, 사과, 고구마, 양배추, 블루베리, 브로콜리).

🌸 (2) 대장암 🌸

대장암의 특징과 원인

우리가 음식을 먹으면 입, 식도, 위, 십이지장, 소장, 대장을 지나 항문으로, 배출된다. 대장은 복부에 위치한 소화기관의 마지막 부분으로, 소장과 연결된 1.5m의 결장과 항문 끝 쪽 15cm 정도의 직장으로 나뉜다.

대장암이란 맹장부터 항문에 이르는 대장에 생긴 암세포로 이루어진 악성 종양을 말하는데, 주로 남성에게 많이 발생한다. 하지만 65세가 넘으면 여성을 가장 위협하는 암으로 돌변하므로 조심해야 한다.

대장암은 우리가 어려웠던 과거에는 없던 병으로, 잘 살면서 생겼다 하여 흔히 선진국형 암이라고 부른다. 즉, 서양식 식생활과 밀접한 관련이 있는 병으로 최근 급속도로 증가하고 있다.

그러므로 40세 이상에서 대변이 연필같이 가늘고 길게 나오거나, 복통이 있고 잦은 설사 등 2주 이상 배변 습관의 변화가 있을 때나 변에 피가 섞여 나온다면 의사와 상의를 해봐야 한다. 그리고 중년 이후에 이유 없이 체중이 줄고, 술 마시면 자주 토하거나 복통이 있으며, 빈혈기가 있고 무기력감에 빠진다면 대장암을 의심해 봐 5년에 한 번쯤은 정기적으로 대장내시경을 꼭 해봐야 한다.

대장암은 위치에 따라 결장암과 직장암으로 구분할 수 있다. 항문 입구로부터 12~15cm까지의 부위에 발생하면 직장암, 그 외의 대장 부위에 발생하면 결장암이다.

대장암은 대부분 대장의 안쪽인 점막 부분에서 생기는데, 드물지만 예외적으로 점막하조직이나 근육층에 생기는 종양도 있다. 일반적으로 대장암을 일컬을 때는 대장점막에서 생기는 상피성 종양만을 말한다. 그리고 직장에서 생기는 암은 대장암과는 치료 방법이나 예후가 달라 직장암이라고 따로 표현하며, 항문에서 생기는 암은 항문암으로 부른다.

대장암은 남성의 경우 위암 다음으로 많이 걸리는데, 그 원인으로 전문가들은 채식 위주였던 우리 식탁이 언젠가부터 육식으로 바뀐 것을 대장암의 증가 요인으로 보기 때문에 중년 이후에는 고기 섭취를 줄여야 한다. 하지만 대장암이 다른 암보다 다행인 것은 '용종'이라는 단계를 대체로 거치므로 내시경을 통해 용종을 찾아 미리 용종을 제거하는 것도 대장암 예방법이다.

그래서 나이 들어서는 가능한 한 고기보다는 채식 위주의 식탁을 차리는 것이 대장내시경과 함께 대장암에 안 걸리는 좋은 방법이다.

대장암의 특이한 증상

❶ 위경련과 체함, 그리고 변비가 잦다.

❷ 빈혈, 식욕부진과 체중 감소가 온다.

❸ 배꼽 아래 장 있는 부분이 땅기면서 통증을 유발한다.

❹ 자주 피로하고 어지럽다.

❺ 변이 약간 가늘거나 짧게 끊겨 나온다.

❻ 가끔 설사하면서 방귀가 잦고 변 냄새가 심하게 난다.

❼ 점액변이나 혈변을 본다.

❽ 치질 증세와 비슷하게 휴지에 피가 묻어난다.

❾ 배변 시 통증이나 배변 후 잔변감을 느낀다.

대장암 예방 및 치료

❶ 육류 고기와 지방 섭취를 줄인다.

❷ 금연, 금주를 실천한다.

❸ 섬유질 섭취를 늘린다.

❹ 구운 음식, 튀긴 음식을 멀리한다.

❺ 채소, 과일을 즐겨먹는다.

❻ 산나물, 봄나물 등 나물요리나 효소액을 만들어 먹는다.

❼ 4~5년마다 대장내시경을 한다.

🌸 (3) 폐암 🌸

폐암의 특징과 원인

폐암이란 폐에 생기는 악성 종양으로, 원발성 폐암과 전이성 폐암으로 나뉜다. 우리가 흔히 말하는 폐암은 기관지나 세기관지, 폐포 등의 조직에서 발생하는 원발성 폐암이다.

폐암은 현재 암 사망률 1위를 차지한다. 즉, 암으로 진단받은 사람 8명 중 1명, 암으로 사망한 사람 5명 중 1명이 폐암 환자일 정도로 일단 진행되면 죽음을 부르는 독한 암이기 때문에 사망 원인 1위를 차지한 것이다. 특히 폐암은 남성에게 발생하는 암 중에서 위암 다음으로 많이 발생하며, 여성에게도 4~5번째로 많은 암이다.

폐암 발병률은 갑상선암을 제외하고 전체 4위인데, 60대가 34.1%, 70대가 31% 등 노년층 발병 비율이 높을 정도로 노인들이 많이 걸리고 치료도 어려운 공포의 암이다.

폐암은 선천적 유전자 이상에 의한 경우가 드물다. 거의 대부분 후천적인 문제로 발생하는데, 이 후천적 문제의 가장 큰 원인이 담배이다. 그래서 금연하는 것만으로도 바로 폐암을 예방하는 한 방법이다.

또 만성 기관지염이나 폐암 발병률을 높이는 미세먼지는 WHO가 규정한 1급 발암물질이다. 따라서 미세먼지로부터 몸을 지키기 위해서는 미세먼지가 심한 날 외출 시에는 반드시 마스크를 착용하고 귀가 후는 코와 몸을 깨끗이 씻어야 하며, 미세먼지의 체내 축적을 막는 데 도움이 되는 물을 자주 마셔야 한다. 이렇게 미세먼지 관리 또한 폐암 예방에 매우 중요하다.

하지만 폐암은 조기 진단이 어렵고 암 전이 속도가 빨라서 무서운 병이다. 즉, 암이 퍼져 나가는 속도가 가장 빠른 것이 폐암인데, 가장 빠른 폐암의 경우 암세포수가 두 배로 늘어나는 '배증시간'이 적게는 8일부터라고 한다. 그래서 폐암 특성상 얼마나 빨리 발견하느냐가 생존율을 높이고 치료 효과를 높이는 첩경이라 할 수 있다.

그런데 폐암은 초기 발견이 힘들고 증세도 어느 정도 진행된 다음에 나오므로 치료시기를 놓친다. 그러므로 나이 들어서는 정기적으로 저선량 CT 검사를 해서 관리해야 한다.

폐암의 특이한 증상

❶ 한 달 넘게 가래, 혈담을 동반한 지속적인 기침을 한다.

❷ 객혈, 어깨 통증, 흉통이 있다.

❸ 숨이 차거나 호흡곤란이 잦다.

❹ 체중 감소가 있다.

❺ 목소리 변화가 생긴다.

폐암 예방 및 치료

❶ 금연을 실천한다.

❷ 간접흡연도 조심한다.

❸ 미세먼지와 대기오염을 멀리한다.

❹ 찬바람을 멀리하고 마스크를 쓰고 다닌다.

❺ 산림욕 걷기를 한다.

❻ 주방에서 가스보다 전기제품 사용과 환기로 음식 냄새를 없앤다.

❼ 폐암 발병을 높이는 미세먼지를 호흡기 점막에서 막아주므로 가급적 물을 많이 마신다.

❽ 폐암 예방에 탁월한 효과가 있는 당근을 먹는다(실제로 당근은 폐암 발병률을 63%나 감소시키는 것으로 밝혀짐).

🌺 (4) 간암 🌺

간암의 특징과 원인

간암은 세계적으로 발병률이 높은 암 가운데 하나이다. 전체 암 중에서 남자에게 3위, 여자에게는 6위를 차지하고 있다. 간암의 특징은 간에 아무런 질환이 없는 사람들에게는 거의 발생하지 않으며, 대부분 만성 간염이나 간경변과 같은 만성 간질환을 갖고 있는 환자에게 발생한다.

또 간은 잘라내거나 이식을 해도 회복 능력이 놀랄 정도로 뛰어나지만 간경화와 간암으로 손상된 간은 회복되지 않는다. 또 간암은 조직검사에서 출혈 등의 위험성이 높아 대부분 조직검사를 하지 않고 CT나 MRI만으로 암 진단을 하므로 비용이 많이 든다. 또한 간외 장기로 전이하는 것보다 간내에서 재발하는 경우가 많은 것이 특징이다.

간암의 약 90%를 차지하는 주요 원인은 B형·C형 간염 바이러스로, 조기에만 발견된다면 완치율이 높다. 뿐만 아니라 합병증이 훨씬 적고, 국소적으로 치료하여 생존율을 높일 수 있으며 수술적으로 완치 가능하다. 하지만 늦게 발견되면 사망률이 높고 그만큼 예후가 나쁜 무서운 병이다.

간암은 간 자체에서 발생된 원발성 간암과 다른 장기에서 전이된 전이성 간암이 있다. 우리나라 간암 환자의 80~90%가 B형·C형 간염 바이러스에서 진행된 원발성 간암이다. 즉, 100명의 간암 환자가 있을 때, 그중 75명은 B형 간염 바이러스 보유자이며 15명은 C형 간염 바이러스 보유자이다.

간암은 다른 암에 비해 진행이 빨라 일단 자각 증세가 보일 경우는 꽤 진행된 상태이므로 완치가 힘들다. 그러나 원인이 비교적 잘 밝혀져 미리 조심하면 예방 가능한 병이다. 그러므로 B형·C형 간염 예방주사를 맞고, 술잔 안 돌리는 등 간염을 예방해 만성 간질환이 안 되도록 노력하면 간의 건강을 지킬 수 있다.

간암의 특이한 증상

❶ 평소 피로감과 무력감이 찾아온다.

❷ 식욕부진과 전신쇠약 증세가 있다.

❸ 우측 갈비뼈 아래에서 단단한 것이 만져지거나 통증이 나타난다.

❹ 윗배 통증과 팽만감이 있다.

간암 예방 및 치료

❶ 과도한 음주를 삼간다.

❷ 곰팡이 핀 음식은 멀리한다.

❸ B형 간염 예방접종을 한다.

❹ 1년에 한 번 복부 초음파 검사를 한다.

❺ 간암에 좋은 음식을 먹는다(산미나리, 케일, 녹즙, 율무, 양배추, 토마토, 민들레, 연근, 당근, 냉이, 사과, 생강, 대추).

🌸 (5) 유방암 🌸

유방암의 특징과 원인

유방암이란 유방에 생긴 암세포로 이루어진 종괴(만져지는 덩어리)로, 일반적으로 유방의 실질적인 유관과 소엽에서 발생한 암을 일컫는다. 특히 유관(젖관)에서 발생한 암이 절대적으로 많다.

유방암은 어려서부터 고지방질 식사 등 서구식 음식문화를 접한 40~50대에서 급속히 늘어나는 대표적인 암으로, 여성 암 발병률 1, 2위다. 한국 여성에게 갑상선암에 이어 두 번째로 흔한 암으로, 여성 호르몬이 넘치는 사람에게 많이 걸린다. 따라서 빠른 초경, 자녀 출산 기피, 30대 이후 첫 출산 같은 사회적인 변화가 모두 유방암의 위험 요인이다.

암은 나이가 들수록 많이 발생하지만 유방암은 상대적으로 젊은 나이에도 많이 발생하는 것이 특징이다. 즉, 한국 여성의 54.7%가 50대 미만의 폐경 전 젊은 나이에 유방암이 발생하고 있다.

유방암은 '착한 암' 혹은 '느린 암'으로 불릴 정도로, 조기 발견하면 예후가 매우 좋은 암으로 알려져 있다. 하지만 유방암을 가볍게만 여길 수 없는 것은 여성성에 치명타를 줘 정신적인 고통이 큰 병이고, 거기다 재발과 전이가 빈번하게 나타나는 이중성의 암이기 때문이다.

이처럼 유방암은 건강까지 위협하고, 여성에게 여성이라는 정체성까지 뒤흔들 정도로 위력이 있는 질병이므로 조기 발견이 아주 중요하다. 그래서 평소 1단계 거울 앞에서, 2단계 누워서, 3단계 샤워 중에 자가 진단을 하는 등 꾸준한 관리와 정기검진으로 예방하는 것이 최상이다.

유방암의 특이한 증상

❶ 유방 종괴가 있다.

❷ 유방 통증이 있다.

❸ 유두 분비 증상을 보인다.

❹ 유방에 멍울이 만져지거나 피부가 두꺼워진다.

유방암 예방 및 치료

❶ 유방에 멍울이 있나 확인 등 자가 진단을 한다.

❷ 여성 호르몬을 줄이는 모유 수유, 많은 자녀 출산, 30대 이전 출산 등을 실천한다.

❸ 균형 잡힌 식습관과 운동을 한다.

❹ 오메가-3 지방산을 섭취한다.

❺ 플레인 요거트를 매일 1컵씩 마신다.

❻ 정기검진을 매년 한다.

❼ 유방암 치료에 좋은 음식을 먹는다(된장, 청국장, 아마씨, 두부, 콩나물, 양배추, 브로콜리, 아몬드, 호두, 해바라기씨, 땅콩, 새우, 마늘, 통밀, 통곡류, 녹황색 채소와 과일).

❽ 젊은 여성의 유방암 발병에는 직화구이가 영향을 미치므로 적게 먹는다.

🌸 (6) 자궁경부암 🌸

자궁경부암의 특징과 원인

난소암, 자궁경부암, 유방암 등 여성만의 암 중 특히 난소암같이 2차 암의 증가세가 두드러지는 등 생명을 위협하고 생존율이 낮은 힘든 암에 비하면 자궁경부암은 치료율이 높고 예후가 좋은 수월한 암이다.

우리나라에서 자궁암이라고 하면 대부분 자궁경부암을 의미한다. 즉, 그동안 우리나라는 자궁에서 생기는 암 대부분이 자궁경부암이었다. 그런데 최근에는 서구화된 식습관의 변화로 전형적인 선진국형 종양인 자궁내막암 환자가 빠르게 증가하고 있는 추세다.

자궁은 체부와 경부로 구성되는데, 일반적으로 자궁암은 대부분

질에 연결된 자궁 입구인 자궁경부에 발생하는 여성 생식기 암을 말한다. 자궁내막에서 발생하는 것은 자궁내막암, 자궁근육에서 발생하는 것은 자궁육종이라고 한다.

자궁경부암은 암이 되기 이전인 전암 단계를 상당 기간 거치는 것으로 알려져 있다. 특히 자궁경부암은 사회·경제적 지위가 낮은 계층의 여성에게서 더욱 흔하게 발생하며 아시아, 남미, 아프리카 등 개발도상국에서 많이 발생한다. 자궁경부암은 우리나라에서 발생하는 전체 암 중에서 4위를 차지하고 있다.

자궁경부암은 성 접촉에 의한 인유두종 바이러스 감염이 주된 원인이다. 그 외 성병을 가지고 있거나 면역 기능이 저하된 여성, 흡연 기간이 길거나 흡연량이 많을수록 암 위험률이 높아진다.

하지만 자궁경부암은 다른 암과는 달리 이전에 미리 백신접종으로 예방이 가능하고, 암으로 진단된 경우에도 적극적인 치료로 완치가 가능하다. 즉, 인유두종 바이러스가 주요 원인이기 때문에 조기에 백신 예방접종을 통해 충분히 암을 예방할 수 있다.

따라서 결혼 전 여성은 26세 이전부터 일찍 예방접종을 하는 것이 자궁경부암 예방에 최상의 방법이다. 가장 잘 알려진 대표적인 예방접종 백신으로는 가다실과 서바릭스가 있다.

자궁경부암의 특이한 증상

❶ 비정상적인, 불규칙한 질 출혈이 있다.

❷ 성관계 시 출혈이 있다.

❸ 질 분비물의 양이 증가한다(비정상적인 질 분비물).

❹ 허리 하부의 통증이 있다.

❺ 성관계 시 통증이 있다.

❻ 배뇨곤란이나 배뇨통이 있다.

❼ 혈뇨나 체중 감소가 있다.

자궁경부암 예방 및 치료

❶ 건전한 성생활을 한다.

❷ 조기에 암 유발 바이러스를 차단하는 백신 예방접종을 한다.

❸ 비타민 A·C, 카로틴, 엽산 등이 풍부한 채소, 과일을 많이 섭취한다.

❹ 금연을 실천한다.

🌸 (7) 갑상선암 🌸

갑상선암의 특징과 원인

갑상선암은 가장 흔한 내분비 악성 종양으로, 최근 발생이 많이 증가해 전체 암 중 1~2위를 차지했으며, 우리나라 여성의 평생 암 종별 발병에서는 여성 암 1위를 차지했다. 남성에서도 갑상선암은 모든 암 중에서도 높은 증가세를 보이고 있다.

전통적으로 갑상선암은 갑상선에 결절(혹)이 생기는 것으로, 결절이 만져지고 목소리가 허스키하다면 암일 확률이 높다. 갑상선암은 암 중에서도 비교적 악성도가 낮은 분화암과 매우 악성도가 높아 진단 후 6개월 내지 1년 내에 사망하는 미분화암으로 나눌 수가 있는데, 일반적으로 갑상선암이라고 하면 분화암인 유두암이다.

유두암이라는 이름은 암을 구성하는 세포덩어리가 젖꼭지 모양과 비슷해서 붙여진 이름인데, 갑상선암이라고 하면 유두암일 정도로 전체 갑상선암의 91%를 차지한다.

우리나라에서 최근 10년 이내에 가장 급속도로 증가하고 있는 암 중 하나가 갑상선암인데, 이는 세계적 현상으로 갑자기 갑상선암이 증가하고 많이 발견되고 있다. 그것은 최근 성능이 좋아진 초음파 검사 때문에 건강진단이나 유방암 검진 때 치료 효과가 좋은 1cm 미만의 작은 유두암이 많이 발견되었기 때문이다.

갑상선암의 원인으로는 유전적인 결함에 방사선 과다 노출, 호르몬 불균형, 면역 기능 저하, 중금속 등 환경 독소, 스트레스, 잘못된 식습관, 영양소 부족, 항산화 기능 저하 등을 들 수 있다.

그리고 갑상선암 중 좀 더 순하고 진행이 느려 '착한 암'으로 알려진 유두암의 경우만 '거북이암'이라 불릴 정도로 치료 효과가 좋은 것이지 미분화암의 경우는 다른 암과 다를 바가 없는 위험한 암이다. 따라서 나이 들어서는 갑상선암 예방과 관리에 특별히 신경을 써야 한다.

갑상선암의 특이한 증상

❶ 호흡을 하거나 음식 삼킬 때 뭐가 걸리는 느낌이 있다.

❷ 갑상선에 결절(혹)이 만져진다.

❸ 목소리가 허스키하게 변한다.

❹ 잠시 걷기만 해도 숨이 찬다.

❺ 아무리 자도 피곤하고, 쉬 피로하다.

❻ 손가락 떨림과 무기력증에 빠진다.

❼ 감기와 동반되지 않는 기침을 한다.

❽ 쌕쌕거리는 소리를 낸다.

❾ 심장이 두근거린다.

❿ 얼굴이 까매진다.

⓫ 작은 자극에도 쉽게 흥분하며 예민해진다.

갑상선암 예방 및 치료

❶ 방사선 노출을 줄인다.

❷ 해조류를 적당히 섭취한다(단, 방사능 요오드 치료 진행 동안은
자제한다).

❸ 호르몬 교란 물질을 주의한다.

❹ 비타민 D를 보충한다.

❺ 스트레스를 줄인다.

❻ 운동을 규칙적으로 한다.

194

❼ 체내 면역력을 강화한다.

❽ 갑상선에 좋은 음식을 먹는다(미나리, 도라지, 복분자, 마늘, 대

추, 견과류).

🌸 (8) 전립선암 🌸

전립선암의 특징과 원인

전립선암은 전립선에서 발생해 서서히 성장하는 악성 종양으로, 남성에게만 있고 여성들은 없는 병이다. 그리고 고령화가 진행되면서 흔하게 발생하며 다른 암에 비해 증식속도가 느린 편이다. 그러다보니 다른 암보다 예후가 좋아 대응하기가 쉽다.

전립선암은 수술이 불가능한 경우라도 여성 호르몬을 다량으로 투여하면 눈에 띄게 작아지고, 또 고환을 제거해서 남성 호르몬을 분비하지 못하게 해도 한층 효과가 있다고 한다. 하지만 최근엔 전이가 잘 되는 암으로 분류될 정도로 일단 전이가 되면 예후가 안 좋은 암이다.

전립선은 밤톨 크기나 호두알만하고 남성에게만 있는 기관으로,

전립선의 핵심 기능은 소변과 정액 배출이다. 남성이 50세가 넘으면 전립선비대증, 염증, 암 같은 질환이 큰 폭으로 증가한다. 전립선암의 경우 40대에서는 거의 없으나, 50대 이후부터 급격히 증가해 60~70대에 가장 많으며 80대에는 다소 감소하는 양상을 보였다.

특히 전립선암에 걸렸을 경우는 초기에는 소변을 자주 보는 불편함으로 시작해서 암이 더 진행되면 방광 출구가 막혀 아주 소변을 못 보게 되는 급성 요폐나 혈뇨, 요실금이 나타나고, 암이 뼈로 전이되면 뼈에서 통증을 느낀다.

30년간 암 사망 실태를 분석한 암 사망률의 증감 추이를 보면 남성은 전립선암이 가장 빠르게 증가했는데, 전립선 발병 증가에는 서구식 습관도 한몫을 했다. 즉, 육류에 들어 있는 동물성 지방은 성호르몬 분비와 기능에 영향을 미쳐 전립선암을 일으키는 것으로 알려져 있다.

따라서 지방질이 많은 음식과 커피, 담배, 알코올 등 자극성이 강한 음식을 적게 먹거나 피하는 것이 좋다. 더구나 음식에 넣는 조미료 등의 향신료는 가급적 안 먹는 것이 전립선암을 피할 수 있는 좋은 방법이다.

전립선암의 특이한 증상

❶ 소변이 남아 있는 잔뇨감이 든다.

❷ 소변이 급하거나 못 참아서 지리거나 한다.

❸ 소변 줄기가 가늘고 소변을 자주 본다.

❹ 정액에 피가 섞여 나온다.

❺ 혈뇨가 나온다.

❻ 요실금이 나타난다.

❼ 사정 시 통증이 있다.

❽ 등, 둔부, 골반에 통증이 있다.

전립선암 예방 및 치료

❶ 비만을 줄여 전립선암 발병 위험을 줄인다.

❷ 적정 체중을 유지한다.

❸ 식이조절을 한다.

❹ 적당한 운동을 지속적으로 한다.

❺ 전립선암에 도움이 되는 음식을 먹는다(고구마, 토마토, 아몬

드, 콩, 표고버섯, 녹차).

문답으로 풀어보는
'명품 인생 백세건강'

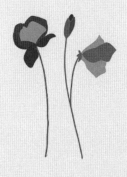

🌸 나이 들어 두 끼 식사, 건강에 괜찮은가 🌸

우리 몸에 꼭 필요한 영양소는 탄수화물, 단백질, 지방의 3대 영양소와 비타민, 무기질(미네랄)의 5대 영양소 등 여러 가지다. 우리 몸은 식생활을 통해 5대 영양소와 물 등 다양한 영양소를 고루 섭취하게 된다.

그러나 잘못된 식습관으로 인한 편식이나 나이 들어서 두 끼 식사를 하는 등 미흡한 영양 공급으로 인한 불균형이 지속되면 몸의 면역 기능이 떨어져 병에 걸리는 것이다. 그렇기 때문에 영양소의 균형과 섭취는 매우 중요하고, 나이 들어서는 영양가 있는 건강 음식들을 어떻게든 먹어야 살고 면역력도 생긴다.

그래서 세끼를 집밥 위주로 먹어야겠지만 외식을 해야 할 경우 많은 영양사들이 추천하는 외식 메뉴 중 영양학적으로 가장 이상적인 비빔밥과 백반을 먹는 것이 바람직하다. 특히 여러 가지 채소류와 고기, 달걀 등 단백질 식품 섭취까지 포함해 나오는 비빔밥은 고추장만 아주 적게 넣는다면 좋은 음식이다. 또 잡곡밥으로 여러 가지 반찬을 골고루 먹을 수 있는 가정식 백반도 영양학적으로 아주 좋은 음식이다.

꿀벌의 예로 음식 먹는 것이 어느 정도 중요한지를 알아보자. 여왕벌은 일벌과 유전자로는 100% 일치한다. 다른 점이라면 생후 3일부터 로열 젤리라는 특수한 음식을 먹는 차이밖에는 없다. 이 작은 차이 때문에 일벌은 수명이 2~3주에 불과하지만 여왕벌은 몇 년을 산다. 이것을 보더라도 매 끼니마다 한끼한끼 제대로 영양가 있는 음식을 챙겨 먹는 것이 얼마나 중요한지를 알 수 있다.

그래서 매스컴에서 무엇이 좋다고 떠들어델 때 "뭐, 한 번 먹어서 효과가 있겠어?" 하고 그냥 지나치지 말고 "그래, 좋다면 한 번 먹어보자"라는 식으로, 나이 들어서는 의욕적으로 골고루 먹어보는 자세가 필요하다. 즉, 밥심이 건강을 좌우한다고 할 정도로 세끼를 가능하면 거르지 않고 찾아 먹는 것을 기본으로 해서 건강은 남이 볼 때 좀 지나쳐 보일 정도로 챙겨야 건강해질 수 있다.

Q 주위에서 나이 드신 분들 하는 얘기 중에 "밥심에 산다"는

말을 자주 듣게 된다. 그런데 나이 들어서도 젊은이처럼 두 끼만 먹어도 괜찮은 걸까, 꼭 세끼를 찾아 먹어야 될까?

A 결론부터 말하면 전문가들은 아침밥이 에너지를 받아들이고 소모하는 대사 작용을 원활히 하는 첫 단추로, 아침밥을 안 먹으면 대사 작용에 문제가 생겨 혈압·혈당·콜레스테롤이 나빠져 복부 비만이나 당뇨 위험을 높여 건강에 해롭다고 말한다. 그래서 나이 들어서는 세끼를 찾아 먹어야 한다.

특히 영양가 있는 바른 먹거리와 건강한 바른 생활습관인 집밥이 포함된 세끼 식사는 면역력을 높여 나이 들어서는 직접적으로 건강과 직결된다. 또한 기초대사량은 대체로 하루에 약 1,400kcal 정도가 필요한데, 아침을 거르면 기초대사량이 떨어져 건강에 안 좋다.

못 살아도 필자 세대가 살던 어릴 적에는 아침 안 먹으면 큰일 나는 줄 알고 챙겨 먹었고, 점심은 꼭 도시락을 싸가지고 다녔다. 또 커서도 저녁은 아무리 술을 먹고 늦게 들어와도 꼭 챙겨 먹고 잘 정도로 집밥 세끼를 꼬박 챙겨 먹었다.

그것도 온 가족이 둘러앉아 어머님이 해주는 따뜻한 밥에 정성 어린 반찬과 국이 꼭 올라올 정도로 여러 가지 반찬이 있는 영양가 있는 음식을 먹고 자랐다고 해도 과언이 아니다. 즉, 재래식 화장실과 세탁기 등이 없어서 다소 불편은 했어도 식사만은 늘은밥까지 곁들이며 맛있고 건강하게 먹었다. 지금 세대의 입에만 맞춘 외식과는 차원이 다르다.

그래서 집밥을 많이 먹은 나이 먹은 세대가 외식을 많이 한 젊은 세대보다 약이나 밥이나 잘 챙겨 먹는 기본기가 되어 있어 같은 암에 걸려도 잘 버티고 견뎌 더 오래 사는 것이다. 즉, 나이가 어린 사람일수록 체격도 좋고 겉으로 보기에는 튼튼해 보이지만 뭔가 병에 걸리면 나이 든 사람에 비해 회복력이 떨어진다.

필자 부모님의 경우 두 분 다 90세가 넘으셨는데, 성인병 하나 없이 아주 건강하시다. 지금도 두 분이 점심때면 손잡고 집과 가까운 구청 구내식당으로 점심 드시러 가셔서 주변 사람들과 대화 나누고 장보고 집으로 오신다. 같이 살면서도 보고, 현재도 마찬가지인 것은 이렇게 매일 움직이며 사람들과 소통하고 한 끼도 빠지는 법이 없이 꼬박 챙겨 드신다. 이런 부모님의 생활 철칙이 바로 건강을 유지하는 비결이 아닌가 싶다.

나이 들어서는 한 끼라도 안 먹으면 몸의 기능 저하로 이어진다. 즉, 면역력이 떨어져 각종 질환에 걸릴 확률이 높아진다. 암 전이·재발암 환자 중 노인의 경우 2주일 동안 곡기를 끊으면 돌아가시

는 경우가 많고, 젊은 사람들은 4주 정도 식사를 못하면 대부분 목
숨을 잃는다고 한다. 그래서 나이 들어서는 꼭 세끼를 거르지 말고
찾아 먹어야 하고, 밥심이 건강을 좌우할 정도로 중요하다.

혼자 사는 직장인의 경우 거의 매일 편의점을 찾는 '편의점족',
'혼밥족'이 많다. 각 편의점에서 한 해 1,000만 개 이상 팔린 상품
을 살펴보니 '삼각김밥, 컵라면, 즉석 원두커피'가 인기를 끌었다.

여기에는 50~60대 1인 가구도 많이 먹는 것으로 밝혀졌다. 이렇
게 패스트푸드와 인스턴트식품 등과 같이 열량은 높은데 반해 필
수영양소가 부족한 식품들인 정크푸드를 먹는, 영양학적으로 균형
잡힌 식사를 못하는 이들이 많다.

또 삼시 세끼를 얼마나 챙겨 먹는지 한국 갤럽이 전국 남녀 1,000
명을 대상으로 조사한 결과에 따르면, 젊은 층일수록 아침을 거르
는 경우가 많았다. 특히 20대와 30대는 10명 중 4명꼴로 아침을
굶었다.

이렇게 아침을 굶은 것뿐만 아니라 다른 끼니도 입에 맞는 편한
인스턴트식품 쪽으로 계속 외식을 하다보면 영양 불균형 상태가
되어 갖가지 병에 취약해진다. 즉, 옛날에 비해 정말 잘 먹고 지내
는 것 같은데, 그 속을 들여다보면 한국인의 식탁이 영양 불균형에
빠져 있다는 것을 알 수 있다. 여기에는 50~60대를 포함한 노인들

의 1인 가구 증가도 한몫을 하고 있다.

이를 개선하기 위해서는 가능하면 집밥을 식구와 함께 맛있게 먹고, 세끼는 꼭 챙겨 먹는다. 또한 외식을 해야 한다면 집밥같이 반찬 가짓수 많은 백반 쪽으로 먹거나 영양사가 있는 구내식당을 이용하면 그나마 영양 불균형을 해소할 수 있는 좋은 방법이다.

나이 든 고령자 중엔 1인 가구가 많아 일상적인 식사를 못하거나 결식이 잦아 영양 결핍이 올 수 있다. 또한 치아의 부실과 신체 기능의 저하로 정상인과 같이 씹고, 삼키고, 소화시킬 수가 없다.

따라서 씹거나 소화가 어려운 노인의 경우 고기를 다져서 먹거나, 찌거나 삶아서 먹는다. 또 영양죽을 만들어 먹거나 영양가 있는 실버식품들을 스스로 찾아 먹어 영양을 보충해야 한다.

혼자 사는 1인 가구의 혼밥, 불면증 등의 건강 우려

종전에는 부부와 두 명의 자녀가 가족의 전형적인 모습이었고, '혼자 사는 1인 가구'가 남의 일같이 생각되었다. 하지만 이제는 누구든 1인 가족이 될 정도로 '4인 가족'은 점점 찾아보기 어렵게 되고 있다. 즉, 앞으로 수년 후면 1인 가구가 가장 흔한 가족의 형태가 될 거란 전망이 나왔다.

현실적으로 부모와 자녀들이 같이 살다가 자녀 따로 나가 살고, 부부 중 한쪽을 잃거나 졸혼을 해도 1인 가구가 되는 것이다. 또 자녀가 결혼 안하고 독신으로 혼자 살아도 1인 가구가 되는 것이다.

하지만 문제는 1인 가구로 혼자 살았을 때 제대로 잘 챙겨 먹지 않아 건강에 적신호가 켜지는 것이다. 즉, 원룸에 혼자 사는 대학생이나 회사원들을 보면 거의 대부분이 매일 편의점에서 삼각김

밥·샌드위치·도시락 등을 사먹는다. 이게 물리면 '치맥'이나 '분식', '자장면' 배달을 시킨다. 이렇게 젊을 때 편의점 음식이나 패스트푸드로 혼밥하면 10~20년 후에는 건강에 더 큰 문제가 생긴다.

그리고 인생은 혼자 왔다가 혼자 가는 것으로, 사는 것도 결국은 혼자 사는 것이라지만 세상 사람들이 얘기하는 1인 가구의 혼자 먹는 밥, 즉 '혼밥'이라는 단어에 아직까지는 뭔가 궁상맞고 외롭고 쓸쓸한 분위기의 부정적인 이미지가 붙어 있는 게 사실이다.

하지만 세태 변화에 따라 방송에 나오는 남자 셰프들의 영향 탓인지, 집밥에 대한 인식 때문인지 근래 들어 요리학원에 요리 배우러 오는 학생들을 보면 남학생이 더 많다. 또 중년, 환갑 넘은 노년들도 눈에 많이 띌 정도로 본인이 요리해 먹기 위해 요리 배우는 사람들이 늘고, 혼자 집에서 음식 해먹는 사람들이 많을 정도다.

그렇지만 필자가 살던 예전에는 사람들이 혼자 있는 것을 이상히 여겨 혼자 밥 먹거나 술 먹기를 꺼렸다. 그러나 세월이 흘러 이제는 혼밥·혼술·혼놀·혼행(혼자 여행) 등 혼자 즐기는 것이 자연스러울 정도로 1인 가구의 나 홀로 문화가 확산되는 추세다. 즉, 요즘은 "혼자는 밥 못 먹는다거나 아내 없인 밥도 못 먹는다"는 말이 옛말이 될 정도로 1인 간편식이 잘 나온다.

거기다 최근엔 '돌싱남', '싱글남' 같은 1인 가구가 늘고 '혼밥',

'혼술'을 자연스럽게 즐기면서 '나홀로족'이 점점 늘고 있어 건강에 대한 우려 또한 크다 하겠다.

Q 요즘 세태가 40~50대에도 고독사하는 사람들의 기사가 매스컴에서 종종 나오듯이 가족과 사회로부터 떨어져 주변과 어울리지 않고 고독하게 고립·은둔형으로 홀로 사는 사람들이 점점 더 늘어나고 있는 추세다.

주변에서 보면 1인 가구가 500만 명을 넘어설 정도로 1인 가구가 4인 가구를 제치고 네 집 중 한 집일 정도로 흔하다. 이런 가운데 1인 가구의 폐해 또한 심각한데, 나이 든 세대들이 크게 우려하는 것은 나중에 고립사하는 것보다 당장의 기러기 아빠와 이혼·사별 등으로 홀로 되었을 때 혼밥으로 인한 건강 우려와 우울증으로 인한 불면증이 더 걱정되는 부분이다. 그렇다면 이런 세태에서 건강을 지키려면 어떻게 해야 하나?

A 몸에 좋고 영양가 많은 훌륭한 먹을거리는 되도록 가공하지 않은 덜 조리된 자연 그대로의 자연식품이나 즉석식품이라야 영양소가 온전해 영양이 풍부한 것이다. 그러나 주변에는 통조림, 냉동식품, 방부제, 조미료 등 각종 첨가물이 들어간 가공한 음식으

로 넘쳐난다. 가공한 음식은 영양소가 파괴되고 안전하지 않아 혼자 사는 1인 가구는 가공식품을 덜 먹고 자연식품을 먹어야 건강하게 장수할 수 있다.

참고로 영국 BBC 방송이 장수 5개 국가들의 건강을 좌우하는 '음식문화와 생활습관'을 통해 장수 비결을 분석한 자료에 의하면, 한국 식단에선 섬유질이 많고 영양이 풍부한 발효음식과 스트레스 푸는 장소로 찜질방 선호가 장수에 기여했으며, 일본에선 장수로 유명한 일본 오키나와 두부와 고구마 등의 음식, 노인들의 커뮤니티를 통한 스트레스 해소가 수명 연장에 기여했다고 한다.

스페인에선 올리브와 채소 위주의 식단과 시에스타(낮잠) 문화가 장수에 기여했고, 스위스에선 치즈 및 유제품의 높은 섭취율과 '노인이 살기 좋은 행복한 나라'에서 1위로 꼽힐 정도로 건강복지 보험제도가 장수 원인으로 꼽혔다. 그리고 싱가포르에선 기적이라 불릴 정도로 질 좋은 건강보험제도, 즉 건강보험의 뛰어난 예방과 질 좋은 치료 등이 장수의 주요 원동력으로 꼽혔다.

참고로 WHO에 의하면, 러시아 남성의 평균·기대 수명은 추운 날씨로 인한 음주문화 탓인지는 몰라도 66세에 불과하다. 한국 남성은 80세로 한국이 장수 국가라지만 우리나라에도 혼밥녀는 괜찮은데, 1인 가구로 혼밥하는 남성의 경우는 건강에 빨간불이 들어왔다.

국민건강영양조사에 의하면, 하루에 두 끼 이상 혼밥을 하는 남성은 비혼밥족에 비해 고혈당·고혈압·고지혈증·비만 등이 함께 생기는 병인 대사증후군에 걸릴 확률이 64%, 복부 비만은 45%, 혈압 상승은 31% 높았다.

이렇게 1인 가구로 생활하면 건강한 음식을 제대로 찾아 먹기가 힘들어 그만큼 건강을 지키기가 힘들게 된다. 그것은 가족, 친구, 지인이 없으니 건강 정보 얻기가 쉽지 않고, 마음대로 먹다보니 규칙적인 생활이 어려워 건강에 적신호가 켜진다.

즉, 혼자되었을 때 설거지를 다들 제일 하기 싫어해 안해 먹고 또 오래 먹는 집밥 대신 빵·컵라면·삼각김밥 등 간편식, 인스턴트식품 등을 선호해 1인 가구에서 흔히 보듯 혼밥은 가성비는 좋은데 비해 5대 영양소가 부족해 건강을 해친다.

또 아침을 거르다보니 점심때 폭식으로 이어지고 저녁 늦게 야식으로 이어진다. 또한 혼자 혼술까지 하다보니 고주망태로 살아 위염, 역류성 식도염에다가 수면시간도 불규칙하고 운동량까지 적다보니 스트레스 호르몬 분비로 수면장애를 일으켜 우울증이 찾아오고 불면증으로 시달리게 된다.

우스갯말로 "잠은 가라가라 해야 오지, 오라오라 하면 간다"는 식으로, 잠이 안 와 밤새 뜬눈으로 보내는 날이 많아지다보면 술이나 수면제를 먹게 되어 건강을 더 나쁘게 만든다. 그럼 어떻게 하면 잠도 잘 자고 혼자 건강하게 살 수 있을까.

옛날에는 대가족 위주로 살았기 때문에, 즉 우리 선조들 대대로 이어져온 메주를 이용해 된장과 간장을 만들고 갖가지 김치를 담가온 발효 종주국이다. 그래서 대한민국의 밥상 하면 된장과 김치로 통할 정도로 예부터 내려온 발효음식을 포함한 어른들 위주의 음식을 먹었기 때문에 건강식이었다. 그런데 지금은 핵가족으로 너무 젊은이 위주로 하기 때문에 또 외식이 잦고 간편 즉석 패스트 푸드가 많아져서 건강에 안 좋다.

이에 대한 해결방안은 집밥 도시락을 자주 싸가거나 외식은 가능한 한 줄이고 컵밥·야식·캔커피·캔맥주·라면·피자·치킨 등을 멀리하는 식습관 변화와 매일 운동하는 습관을 가져야 한다. 또 규칙적인 수면을 하고 특히 술·담배는 암 발병률과 사망률을 높이므로 자제해야 한다. 그리고 요리학원에서 요리를 배워 가능하면 집에서 직접 요리를 해 집밥을 먹어야 한다.

유명한 한 음식 연구가는 "음식을 일본은 눈으로 먹고, 중국은 혀로 먹고, 우리나라는 대·중·소로 나눌 정도로 양으로 먹는다"고 평했다. 하지만 그것도 젊었을 때 얘기고, 소화력이 떨어지고 치아

212

가 부실한 나이 든 층으로 갈수록 많이 못 먹기 때문에 세끼를 소식 위주로 질로서 먹어야 한다.

또한 노인정·복지센터·동호회 사람들과 함께 먹고, 함께 웃고 더불어 즐겁게 식사를 하는 등 주변과 소통을 하면서 특히 욕심을 줄이고 나눔 등으로 삶의 부피를 줄여 즐겁게 사는 건강한 마음을 만들어야 한다.

즉, 혼자는 외롭고 둘도 부족하다. 나이가 들수록 혼자 지내는 골방에서 벗어나 노인정, 복지센터, 동호회, 더 나아가 장터나 광장으로 나와 소통하면서 여럿이 밥을 먹는 건강한 마음이 건강한 몸을 만드는 것은 물론 병 없이 99세까지 팔팔하게 사는 방법이다.

🌸 동물성 식품 배제한 식생활은 위험 🌸

　주변에서 보면 흔히 육식 위주의 식사보다 채식 위주의 식사가 건강에 좋다고 고기를 먹지 않고 채식만 고집하는 분들이 꽤 있다. 그래서인지 조선시대 27대까지 왕들의 평균 수명은 45.3세로 단명했는데, 영조는 80세 넘게 장수한 천수를 다 누리고 떠난 왕으로, 고기를 멀리한 채식주의자로 기록되어 있다.

　하지만 그렇다고 매일 채식만을 고집하는 생활방식도 바람직스럽지 않다. 즉, 채식만 하면 안 되는 이유로 식품영양학에서는 단백질의 3분의 1 정도는 동물에서 섭취하라고 권하고 있고, 또 비타민 B_{12}는 적혈구 생산에 필수적인 영양분인데, 동물성 식품에만 존재하기 때문이다. 그래서 육식을 많이 하는 사람들은 채식량을 늘리고, 채식을 많이 하는 사람들은 육식량을 늘려서 양쪽 다 골고루 섭취하는 것이 바람직한 방법이다.

한국인의 육류 섭취를 보면 '돼지고기 섭취 = 닭고기 + 소고기 섭취'일 정도로 월등히 돼지고기 섭취가 많다. 그것도 지방이 잔뜩 붙은 삼겹살이다. 소고기도 지방이 끼어 있는 꽃등심을 고온에서 직화된 것을 먹는다.

이런 나쁜 습관을 바꿔 돼지고기는 삶아서 먹고, 소고기는 살코기 위주로 직화 대신 약한 불판에 핏물이 있을 정도로 덜 익힌 스테이크를 한 끼에 손바닥 크기 정도로 먹는 게 바람직하다. 특히 퇴원한 환자들은 생선과 육류를 적당히 먹어야 한다.

Q 나이 든 분들이나 특히 암에 걸린 분들과 대화를 나눠보면 나이 든 분들은 육류를 배제한 채식 위주의 식사를 자랑으로 얘기하거나, 암에 걸린 환자들은 고기를 먹으면 암세포에 영양을 공급해 암이 더 퍼진다고 생각하는 사람들이 많다. 이렇게 동물성 식품을 일절 배제한 식생활은 바람직한가?

A 한마디로 얘기해서 동물성 식품을 배제한 식생활은 위험하다. 인체는 단백질로 구성되었고, 단백질은 다시 여러 종류의 아미노산으로 이루어져 있는데, 인체가 합성할 수 없는 10가지를 필수

아미노산이라고 부른다.

하지만 식물성 단백질은 10가지 중 몇 가지가 빠져 있는 경우가 있다. 그래서 보충 차원에서라도 동물성 단백질 육류는 반드시 섭취해야 한다.

우선 옛날이야기부터 하자면 한국인의 밥상은 원래 육식과는 거리가 멀었다. 조선시대엔 농사지을 소가 부족해지면 도살금지령을 내렸고, 어쩌다 한 번 소를 잡으면 버릴 게 없었다. 성균관에서 제사상 차리려고 잡은 소의 피가 피맛골 주막에 팔려 탄생한 것이 오늘날의 선짓국이다.

또 부모님 세대 때는 명절 때나 고기를 먹어볼 정도고, 그것도 조금만 더 먹으면 설사를 할 정도였다고 한다. 그리고 베이비붐 세대인 필자가 어렸을 때만 해도 소가 집안 재산 1호고, 소 팔아 자식들 공부시켰으니 말이다. 이런 이유로 노년 세대들은 어려서부터 고기를 안 먹어 익숙하지 않다보니 나이 들어서도 고기보다는 많이 먹어본 생선을 더 좋아해 어디 놀러가도 생선류만 찾을 정도다.

그러나 애들은 육식을 먹고 자라 한 끼라도 고기를 먹어야 배가 부른 서양인 체질이 되어 여행 가서도 고기 종류만 찾다보니 가족끼리 먹는 것 가지고 갈등을 빚는 경우가 많다. 이렇다보니 나이든 사람들은 아직도 건강을 지키려면 고기를 멀리해야 한다고 믿는 사람들이 의외로 많다. 즉, 육식이 건강에 해롭다고 고기를 먹지 않고 채식만 고집하는 분들도 꽤나 많다는 얘기다.

물론 통풍 환자의 경우는 요산의 재료인 헥산(퓨린)이 소·돼지고기와 곱창·천엽·간·허파 등 내장에 많이 들어 있기 때문에 조심해야겠지만, 보통 노인이 고기를 안 먹거나 덜 먹는 게 건강에 좋다는 것은 잘못된 생각으로, 동물성 식품을 먹지 않는 식생활 습관은 바람직하지 않다. 오히려 나이 들수록 고기를 어느 정도는 챙겨 먹어야 한다.

단백질 섭취 부족은 중장년층보다 노인에게서 사망 위험을 높인다는 연구 결과에서 보듯이 단백질이 제대로 공급돼야 신진대사가 원활해지고 체내 염증 수치를 줄여 만성 질환과 사망률을 낮출 수 있고, 동물성 식품을 병행해야 건강에 이상적이라는 것이 대부분 영양학자의 견해이기도 하다.

특히 수술이나 항암 치료를 받은 환자들은 생선과 육류 등을 통한 단백질 섭취는 필수적이다. 그리고 먹는 부위와 먹는 방법은 돼지고기는 앞다리살, 소고기는 우둔살과 사태 부위, 닭고기는 가슴살 부위를 고르되 가능하면 수육조리 형태로 먹어야 한다.

즉, 돼지고기는 삶아서, 소고기는 살코기 위주로 직화 대신 약한 불판에 핏물이 있을 정도로 덜 익힌 스테이크를 한 끼에 손바닥 크기 정도로 먹는 게 바람직하다. 만약 나이 들어 고기를 씹는 게 불편하다면 다지거나 갈아서 완자나 전, 장조림을 만들어서라도 단백질 보충 차원에서 생선과 함께 먹어야 한다.

🌸 건강에 소중한 영양소와
과다 복용 시 부작용 🌸

당뇨·비만·암 모두 식생활습관병일 정도로 인간은 습관적인 동물이다. 게다가 음식물의 좋고 싫음이 분명해 싫어하면 먹지 않고, 좋아하면 매일이라도 먹게 된다. 이런 편식 습관이 미처 깨닫지 못하는 사이에 영양 불균형으로 몰고 가 갖가지 병들을 유발한다. 그래서 한 가지만 먹는 '편식'은 아주 나쁜 식습관이므로 골고루 먹어 다양한 영양소를 섭취해야 한다.

또 우리는 몸에 필요한 것을 몸에 좋다고 착각하는 경향이 있다. 좋으니까 많이 섭취할수록 좋다고 생각해 주변에서 보면 브라질너트와 같은 식품을 너무 과하게 섭취하는 경우가 많다. 즉, 몸에 좋으니까 많이 섭취할수록 좋다고 생각한다. 하지만 영양 성분도 적당하면 좋지만 넘치면 악영향을 준다.

산성·알칼리성 식품 섭취도 마찬가지다. 닭고기, 돼지고기, 오징어, 연어 등 육류와 생선류의 산성 식품과 귤, 딸기, 바나나, 미역, 송이버섯, 시금치 등 과일과 채소류의 알칼리성 식품을 함께 먹었을 때 소화가 잘 되고 다양한 영양소를 골고루 섭취하게 된다.

또 너무 적게 먹어도 문제지만 너무 과하게 먹어도 문제가 생긴다. 예를 들어 포도주가 심장과 순환기관에 좋다고 너무 많이 마시면 간이 나빠지고, 신장이 안 좋은 환자가 당근을 너무 많이 섭취하면 칼륨이 증가하여 심장마비가 올 수 있다. 그리고 요산이 높은 통풍 환자가 시금치가 몸에 좋다고 많이 섭취하면 통풍이 더 심해진다.

또 두부 등 콩제품도 중년 여성에 좋다고 지나치게 섭취하면 요오드가 빠져 나가 바세도우씨 같은 질병에 걸린다. 그리고 브로콜리, 마늘, 아몬드, 해바라기씨 등에 많이 들어 있는 셀레늄을 과다 복용 시 생기는 부작용은 탈모나 손·발톱 등의 깨짐 증상이 나타날 수 있기도 하다.

또한 김, 미역, 다시마 등의 해조류도 요오드가 많이 함유되어 있어 갑상선의 방사선 동위원소 치료 중인 환자는 이 기간 동안 해조류 섭취를 피해야 한다. 또 신장병 환자는 참외, 수박 등과 같이 칼륨 성분이 많은 과일을 많이 먹으면 심장 박동이 느려져 응급실로 실려갈 수 있고, 장이 약한 사람은 과일을 많이 먹었을 때 과일의 식이섬유로 인해 설사가 생기거나 복통이 올 수 있으므로 적당히 먹어야 한다.

특히 건강하지 못한 몸에 여러 가지 약재나 여러 가지 요법들을 동시에 적용하는 것은 위험하다. 몸 안에서 충돌이 일어나 건강을 악화시킬 우려가 있기 때문이다.

Q 나이 들어서는 건강에 관한 팁을 주는 것을 가장 고마워할 정도로 건강을 챙긴다. 하지만 눈 뜨면 쏟아지는 갖가지 건강 정보 지식의 홍수 속에서 올바른 정보를 얻기 또한 쉽지 않다. 50~60대에서 건강을 위해 꼭 필요하고 소중한 영양소가 있는데 그것은 어떤 것이며, 또 과하면 독이 되는 것은 어떤 것이 있나?

A 그 옛날 조선시대의 보릿고개엔 먹을 게 없어 배를 곯을 정도로 영양 부족과 가난으로 궁핍해 오래 못 살고 죽는 경우가 부지기수였고, 그때는 실컷 먹어보고 죽는 것이 숙원이었다. 하지만 지금은 영양 과잉 상태일 정도로 먹는 문제는 해결됐다. 다만 어느 영양소는 과잉으로 넘치고, 어느 영양소는 병이 올 정도로 심각하게 부족한 영양 불균형에 빠져 있는 것이 문제다.

우리는 과일과 채소의 경우 영양학적으로 비슷하다고 오해해 과일을 채소 대용쯤으로 생각한다. 하지만 과일은 영양학적으로 채소에 훨씬 못 미친다. 그래서 과일은 채소와 다르게 식탁에서 음식으로 안 먹고 후식으로 나오거나 간식으로 따로 먹는 것이다.

즉, 과일은 다양한 비타민과 무기질을 함유하고 있지만 칼슘, 비타민 A, 철분 등은 채소의 평균 10~30% 수준이고, 특히 채소와 달리 단백질, 지방과 같은 영양소가 거의 없다. 그래서 채소와 과일을 식탁에서 같이 먹기 위해서 과일을 작게 잘라 채소와 함께 샐러드로 해 먹는 것이다.

우리 몸에는 다양한 영양소가 필요한데, 음식마다 가진 영양소가 달라서 편식하면 특정 영양소는 과다하게 되고 다른 영양소는 부족하게 되어 불균형이 일어난다. 이런 불균형은 몸에 악영향을 미친다.

예를 들어 비타민과 미네랄은 호르몬 구성 성분으로, 몸속 윤활유 역할을 해 생명과 생체 유지에 중요한데 부족하면 암 등 병이 생긴다. 특히 50~60대에 철분 결핍과 비타민 D 부족이 심각한 수준인데, 만일 무기질 중에 철분이 부족할 경우 면역세포인 대식세포의 살균 능력이 감소해 면역력이 떨어진다.

그래서 병원에서 의사들은 환자가 철분지수가 낮으면 위험하게 봐 철분약을 꼭 먹게끔 하는 것이다. 철분이 많은 음식은 달걀노른자, 꿀, 선지, 붉은 살코기, 녹황색 채소, 건포도, 해초류, 굴, 대합, 바지락, 김, 잣 등이다.

또 비타민 D는 칼슘과 인이 흡수되고 이용되는 데 필요하고 뼈의 형성과 유지에 필요하며, 골다공증 발생 위험 감소에 도움을 준다. 그래서 비타민 D가 부족하면 우리 몸에 여러 가지 문제가 생기는데, 우선 비타민 D 부족은 칼슘과 인이 체내에 잘 흡수되지 않아 뼈를 약하게 해 골다공증 위험을 높인다. 그리고 전립선암, 위암, 대장암, 유방암, 식도암 등의 발생과 그로 인한 사망 위험이 높아진다.

이런 이유로 특히 겨울철에는 햇볕을 쬐도록 노력하고 음식이나 영양제로 비타민 D를 반드시 보충해야 한다. 즉, 자연적인 방법이 여의치 않을 때는 철분 + 비타민 D 보충 건강기능식품들이 제약사 여러 곳에서 나오므로 이렇게라도 보충시켜줘야 한다. 비타민 D가 많은 식품은 대구의 간유, 표고버섯, 달걀노른자 등이다.

이처럼 몸에 필요한 영양소는 부족하면 몸에 악영향을 미치지만 너무 지나치게 먹어도 독이 되고 트러블을 일으킨다. 즉, 세상만사 과유불급으로 모든 것이 과하면 문제가 되므로 적당히 골고루 먹는 건강한 습관이 중요하다.

그리고 이 세상 모든 물질은 독성을 가지고 있으며, 약과 독을 결정하는 것은 그 양이다. 그 양이 적당할 때 몸에 좋고 약이 되는 것이지 그 반대 상황이면 독이 되고 몸에 해가 된다.

예를 들어 보면 한약재로 쓰이는 부자도 적게 먹으면 약이 되지만 많이 먹으면 사약이 된다. 또 일본에서는 노년층 중 극히 일부이긴 하지만 복어의 독을 건강을 위한 약 정도로 생각해 위험하지 않을 정도의 소량을 술과 같이 먹는 위험한 사람들도 있다.

또한 해삼은 칼슘, 인, 철분, 우수한 단백질과 관절 연골에 좋은 성분과 항암작용에 탁월한 효과까지 있어 환자와 노인에게 좋은 건강식품으로 예부터 바다의 인삼이라 불렸다. 그런데 최근 해삼에 중추신경을 흥분시키는 각성제 성분이 있다고 밝혀져 너무 많이 먹으면 안 좋다.

인기 높은 비타민 또한 사람들이 애용하는데 아무리 좋은 영양제라도 과다 복용이나 장기 복용 시에는 신부전 등을 일으키고 간기능 장애 등 심각한 부작용을 낳을 수 있다. 그래서 모든 것은 중용을 찾아 균형 있는 조화로운 삶을 살아야 한다.

🌺 커피는 해로운가?
커피의 유해성 🌺

물 다음으로 인류가 많이 마시는 음료는 커피다. 이제 커피는 밥 먹고 물처럼 마시는 사람이 많을 정도로 우리에게 익숙한 음료가 되었고, 일을 잠깐 쉬며 커피를 마시는 휴식시간은 현대인들의 중요한 문화가 되었다. 즉, 식사 후 커피 한 잔은 필수 코스로 커피는 음료를 떠나 삶의 일부가 되었다.

대부분의 북미·유럽인들은 전문가가 아니라도 즐길 수 있는 것으로 골프 외에 커피를 포함시킬 만큼 커피에 열광한다고 한다. 그러다보니 목 좋은 곳은 어김없이 들어서는 것이 카페이다. 비좁은 거리뿐만 아니라 큰 건물에도 커피 전문점이 차지할 정도로 나날이 늘어나고 있다.

이전 우리 세대 때는 대중에게 믹스 자판기 커피와 다방 커피가 익숙했는데, 그 후 언젠가 바리스타들의 삶을 그린 드라마가 인기를 끌면서 커피 만드는 사람들에 대한 시선 집중과 커피에 대한 관심이 순식간에 불어났다. 그러면서 자연스럽게 자판기 커피에서 카페 커피로 사람들의 입맛도 점차 변화와 성장을 거듭했다. 이젠 단순히 달고 쓴 커피에서 더 나아가 원두가 지닌 맛을 찾아 동물이 먹고 싼 배설물 원두커피까지 찾는 등 원두 맛에 매료되는 전문가 수준까지 가게 되었다.

이렇다보니 내 마음을 사로잡는 한 잔의 커피를 찾는 것에 시간과 투자를 아끼지 않는 동호회가 만들어지고 마니아층이 생기는 등 커피 애호가가 점점 늘어나고 있는 추세다. 특히 커피를 아는 애호가들은 전통 습식 가공법과 특정 품종만을 고집하는 중미 남부에 위치한 코스타리카의 커피를 세계적으로 완벽한 커피라고 칭송을 아끼지 않는다.

하지만 이렇게 음료로 원두커피만 여러 잔 많이 먹는 것은 장기적으로 볼 때 분명 건강에 문제가 생길 수 있어 먹는 횟수를 자제해야 한다.

커피뿐만 아니라 음식이나 비타민까지 과유불급이란 고사성어에서 보듯이 이 세상 무엇이든지 지나치면 모자란 것보다도 못하고, 넘치는 것보다 부족한 것이 더 만족감을 주는 경우가 많다. 커피도 지금 마시는 양보다 더 줄이고 다른 건강 차와 함께 마셔 중용을 찾았을 때 건강과 더불어 만족감이 더 상승한다.

Q 한때 커피가 카페인 덩어리라고 안 먹던 때는 잠깐이고, 우리 주변에서 보면 커피 애호가가 유난히 많다. 이제 나이 들어서도 원두커피를 음료수처럼 습관적으로 여러 잔 입에 달고 마시는 커피 애호가가 많은데, 50~60대 세대의 이런 습관은 신상에 괜찮은가?

A 나이 든 아날로그 세대들은 고단하고 힘든 삶을 살았다. 하루도 마음 편한 날 없이 힘겨운 일상 속에 잠깐이라도 힘든 일을 잊게 하는 크림과 설탕의 달콤 구수한 믹스커피인 자판기 커피 맛을 지금도 향수에 젖을 정도로 잊을 수가 없다.

이렇게 옛날에 자판기 커피가 유행했을 때는 "커피 좋아하세요? 커피 드릴까요?"의 인사로 하루를 시작하고 마칠 정도로 피곤한 일상 속에 크림커피 한 잔은 지친 우리의 에너지를 채워주었던 '박카스' 이상이었다.

그런데 인스턴트 커피에서 이젠 원두커피가 자리를 잡으며 원두 맛과 향기를 즐기는 수준으로까지 올라왔다. 즉, IMF 이전까지만 해도 회사 고참들이 직급 낮은 여직원에게 커피 타오라고 심부름

시키는 병커피 시대였고, 그러다가 일회용 커피믹스가 폭발적으로 늘었으며, 이제는 소비자들의 입맛이 올라가면서 커피 문화가 바뀌어 원두커피 시장으로 온 것이다.

현재 대한민국은 '커피공화국'이라고 해도 과언이 아닐 정도로 남녀노소 할 것 없이 인스턴트, 원두커피 따질 것 없이 음료수처럼 커피를 입에 달고 사는 커피 중독자가 대다수다. 그렇다보니 우리나라가 세계에서 6번째로 커피를 소비할 정도로 많이들 마신다.

한 예로 세븐일레븐의 원두커피 '세븐 카페'의 경우를 살펴보면 4,200여 개의 각 점포에서 하루 평균 30잔 이상 팔릴 정도로 직장인들이 커피를 많이 마신다. 하지만 이렇게 술, 차, 청량음료, 과일주스 등 수많은 종류의 음료 중 오늘날 대표 음료로 단연 커피가 자리를 잡았다고 해서 몸에 좋은 안전한 음료라고 생각해서는 안 된다. 왜냐하면 365일 계속적으로 먹는 것에는 조금이라도 몸에 해가 되는 것이 포함되어서는 안 되기 때문이다.

커피의 유해성 논란은 제법 많지만 담배와 콜라와는 달리 확실히 인체에 해롭다고는 단정지을 수가 없다. 그것은 일부 병원에서 암 환자에게 정기적으로 커피 관장을 실시하고 있는 등 다른 한편의 장점이 있는 것도 사실이기 때문이다.

반면 단점은 장기적으로 많은 양을 섭취해 부작용을 유발하는 경우다. 커피가 맞지 않는 체질의 경우 한두 잔만 마셔도 심장 박동이 빨라지고 속이 쓰리거나 또 커피의 카페인 성분으로 한 잔만 마셔도 수시간 잠이 오지 않아 애를 먹게 되는 수도 있기 때문이다.

특히 커피에 과잉 반응이 있을 경우 장시간 마시게 되면 교감신경이 흥분하여 불면증이나 피부 트러블, 신경과민 등의 해가 된다. 그리고 믹스커피의 경우 커피 마실 때 습관적으로 타는 크림과 설탕 등 각종 첨가물들이 몸에 해를 끼친다.

그래서 커피의 유해성에 대해서 좀 더 알아보면 우선 밝혀진 것만 속쓰림, 메스꺼움, 구토, 불면증, 소화불량, 위염, 위궤양, 역류성 식도염, 트림, 장염, 두통, 변비, 피로 가중 등의 증세가 나타나므로 모든 사람이 편안하게 먹기에는 문제가 있다. 특히 소화기 계통의 불편을 호소하는 환자에게 의사들은 커피 섭취를 자제하라고 당부한다.

그리고 중·장년층에서 인스턴트 커피든 원두커피든 10명 중 1~2명만 빼고는 여러 잔을 꾸준히 마신다고 하는데, 이렇게 계속 먹으면 몸에 해가 될 수도 있다. 한마디로 커피는 나이 든 세대가 조심해야 할 음료다. 따라서 은퇴 후에 술과 함께 횟수를 줄이고 줄인 횟수 그 자리에 국화차, 유자차 등 향기로운 차와 요구르트 등 건강 음료를 채워 마셔야 건강에 도움이 된다.

흔한 전립선 질환 방치하면 위험

전립선비대증은 요도가 부어 소변이 잘 나오지 않는 병으로, 방광 아래에 있는 전립선이 비대해져서 방광과 요도가 압박을 받아 소변이 잘 나오지 않고 쥐어짜는 듯한 통증을 동반한다. 전립선비대증은 60대에는 60% 정도인데, 80대에 접어들면 거의 90%로 10명 중 9명의 남성에게 나타난다고 한다.

50세가 넘는 중년에 가장 먼저 체감하는 것이 남성의 경우는 '오줌발'이 약해지는 것이고, 여성의 경우는 '오줌이 찔끔찔끔' 나오는 것이다. 젊을 때는 소변발이 세고 시원하게 봤지만, 나이가 들면서 소변 보는 시간이 길어지는데 심하면 '끙끙'거리면서 소변을 본다. 그리고 소변을 보고 나서도 미진한 느낌이 드는 경우가 많다.

또 '요실금'이 있는데 소변을 잘 참지 못하는 증상이다. 요실금은 일반적으로 여성의 병으로 알려져 있지만 남성도 예외가 아니다. 건강보험공단 2017년 자료에 의하면, 남성 요실금 환자는 한 해 1만 3,551명이었다. 이는 여성 환자의 10% 수준이다.

요실금의 원인을 보면 남성은 전립선비대증이 요실금을 야기하는 반면, 여성은 출산·노화 등으로 골반근육이 약해지면서 요실금이 잘 생긴다. 요실금을 예방하려면 몸의 중심(복부, 엉덩이, 허벅지) 근육을 강화해야 한다.

특히 남성의 경우 60세가 넘으면 소변을 누고 나서도 계속 방울방울, 찔끔찔끔 나와서 팬티를 적시는 경우를 종종 경험한다. 여성의 경우는 남성보다 더 심해 요실금 팬티가 시중에 나올 정도다. 50대 이상 여성 3명 중 1명은 엘리베이터에 오르고 내리고 할 때는 물론 평상 시 기침만 세게 해도 오줌이 찔끔찔끔 나오는 요실금 증세를 흔히 경험하게 된다.

남성의 경우 소변을 못 참거나, 소변줄기가 가늘거나 소변보는 횟수가 잦을 때의 증상은 모두 전립선비대증이다. 이런 전립선 질환은 건강과 직결되기 때문에 창피해하지 말고 잘 관찰하면서 불편을 느낄 때는 동네 병원을 찾아 그때그때 적절한 치료를 받아야 한다. 만일 그렇지 않고 이를 방치하면 우울증이나 암 등 큰 병을 키우게 된다.

Q 오래간만에 동창 모임에 갔는데 한 친구는 전립선비대증으로, 또 한 친구는 전립선염으로 두 친구가 술들을 못 먹는단다. 그래서 자연스럽게 화제 이슈가 전립선 쪽으로 갔다. 남성의 경우 나이 들어서는 대부분이 겪는 전립선 질환이니까 당연한 현상으로 여기고 그냥 방치하는 50~60대가 많은데, 어떻게 대처해야 하나?

A 남성의 경우 50~60대 각종 모임에서 화장실에 여럿이 함께 가보면 오줌발이 약한 것은 물론 힘주어야 소변이 나오기 때문에 오랜 시간 끙끙거리며 불편을 겪는 친구들을 종종 본다. 이렇게 흔히 볼 수 있는 전립선 질환을 우습게 보고 그대로 방치하면 암 등 큰 병이 된다. 그래서 나이 들면 전립선에 관심을 가지고 신경을 써야 한다.

전립선의 핵심적인 기능은 소변·정액 배출이다. 남성의 경우는 50세가 넘으면서 일반적인 전립선 질환인 전립선비대증, 전립선염, 전립선암 같은 질환이 큰 폭으로 증가하고 있다. 그중 전립선염은 잘 낫지 않고 재발이 잦아 '병원 쇼핑'의 주범인 대표적인 남성 질환이다.

나이가 들면 남성 호르몬의 영향으로 전립선이 커지는데 이 때문에 요도가 좁아져 60세가 넘으면 60% 이상이, 70세가 되면 거의 모든 남성에게 전립선비대증이 발병할 정도로 흔한 병이다. 증상으로는 소변을 자주 보고 소변줄기가 가늘며, 시간이 오래 걸리고 심해지면 잔뇨가 남는다.

특히 힘을 줘야 소변이 나오며, 소변본 후 2시간 내 다시 보거나, 하루 8번 이상 본다. 또 소변이 마려울 때 참기 어렵고, 잠자는 동안 소변보기 위해 여러 번 깨게 되어 숙면을 취할 수 없게 된다.

전립선비대증을 방치하면 합병증이 오는데 우선 방광이나 전립선에 염증이 생긴다. 또 비대한 전립선은 혈관이 굵어져 있어, 이것이 더욱 충혈되거나 하면 작은 자극으로도 혈뇨가 많이 나오는 현상을 만든다. 그러나 다행인 것은 의학적으로 전립선비대 그 자체가 전립선암으로 옮겨가는 일은 없다고 한다.

전립선염은 성생활을 하는 성인 남성의 3%가 앓고 있는 흔한 질환이다. 증상은 소변을 자주 보고 배뇨통, 하복부 통증, 회음부 통증, 성욕 감퇴, 피로감, 관절통 등이 있으나 열은 없다.

전립선암은 손가락 촉진으로 알 수 있다. 즉, 전립선암이라는 것은 전립선 바깥쪽에서 일어나기 때문에 의사가 항문으로 손가락을 넣어서 조사하면 곧바로 알 수 있다. 따라서 비뇨기과 의사나 외과 전문의라면 누구나 발견할 수 있다.

전립선암 초기에는 아무런 증상이 없으므로 건강검진 시 혈중 전립선 특이항원(PSA)을 측정해서 3ng/mL 이상이면 전립선암을 의심해 조직검사를 해봐야 한다. 그리고 전립선비대증과 전립선염 치료는 주로 약물요법을 쓰며, 45℃의 뜨거운 물로 매일 5분 정도 좌욕과 서서 소변 안 보고 좌변기에서 소변을 보는 등 장기간의 대증요법을 병행하면 통증 완화에 도움이 된다.

전립선 예방법은 지방질 많은 음식과 커피, 초콜릿, 담배, 알코올 등 자극성이 강한 것을 적게 먹거나 피하는 것이 좋다. 더구나 음식에 넣는 향신료는 가급적 피해 먹어야 한다.

전립선에 좋은 음식은 마늘, 된장, 양파이고 특히 토마토는 전립선암 발병을 억제한다는 연구 결과가 나와 있어 전립선 질환 환자는 토마토를 자주 먹도록 해야 한다.

건강한 명품 인생 조건 1순위는 관절

건강보험심사평가원 자료에 의하면, 65세 이상 노인이 가장 많이 앓는 질병 1위가 고혈압이고 5위가 무릎 관절 질환이다. 일반적으로 나이가 들면 여성의 관절이 남성보다 좋지 않다.

거기에는 할머니가 되어서 손주 사랑이 깊다보니 이집 저집 황혼 육아가 느는 추세와도 관련이 있다. 손주들 돌보는 것이 중노동이다보니 황혼 육아의 그늘인 일명 '손주병'으로 관절을 망치는 것도 한몫을 하고 있다. 하지만 장수하는 여성들은 보편적으로 키가 작고 비만자는 드물며, 척추가 꼿꼿할 정도로 자세가 바르다. 특히 주목할 것은 관절이 그다지 많이 상하지 않아 잘 걷는다.

사람이 식물과 다른 것은 움직이며 삶을 영위한다는 것이고, 사람의 몸에는 대략 600여 개의 근육과 180개의 관절, 그리고 200개가 넘는 뼈가 있다. 몸을 움직이려면 근육과 뼈와 관절을 사용해야 한다. 또 뼈와 뼈 사이에는 100개 정도의 관절이 있는데, 사람은 걸을 때도, 앉거나 설 때도, 심지어 음식물을 먹을 때도 관절을 사용할 정도로 관절의 쓰임새는 다양해 매우 소중하다.

한 예로 통풍은 관절하고는 거리가 먼 것 같은데 실은 관절하고 밀접한 병이다. 즉, 노년에 주변에서 보면 통풍으로 고생하는 사람들을 보게 되는데, 일반적으로 통풍은 관절과는 아무런 관련이 없는 것으로 생각들을 한다.

하지만 통풍도 관절에 결절이 생기면서 신경이나 혈액의 흐름을 방해하여 극심한 통증을 야기하는 병으로, 노년에 삶의 질을 현저히 떨어뜨린다. 그래서 노년의 건강한 삶의 조건 중에 관절은 아주 중요하기 때문에 관절 관리에 특별히 신경을 써야 한다.

Q 필자의 아내는 젊어서 에어로빅 등의 운동으로 관절을 무리하게 써서 50대 초반에 왼쪽 무릎 관절 수술을 받았는데, 아직도 온전치가 못해 불편을 호소한다.

이렇게 여성들의 경우 관절이 안 좋다보니 전철을 타면 낯모르는 사람들끼리의 화젯거리에 관절이 빠지지 않고, 또 나이 든 중년 여성들이 전철 좌석에 앉으면 우선 다리부터 쭉 뻗는 모습을 볼 수 있다. 그만큼 관절들이 좋지 않아서이다. 그렇다면 관절 질환에 안 걸리려면 어떻게 준비해야 하나?

A 노인 관절 질환은 사회적 문제를 안고 있는 중풍이나 치매와 달리 본인의 고통이 대부분을 차지하다보니, 주변 사람으로부터 도움 청하기가 쉽지 않다. 그러다보니 심각성에 비해서 과소평가되어 그렇지 삶의 질을 크게 떨어뜨린다.

관절은 인체를 지지하고 활동할 수 있게 하는 기본적인 구조로 만일 관절에 이상이 생기거나 퇴행성 변화가 진행되어 그 기능을 상실하게 되면 많은 신체적 장애를 준다. 그리고 노인 관절과 관련된 대표적인 질환으로는 무릎 관절 질환, 퇴행성 관절염, 류머티즘 관절염, 척추 관절 질환 등이 있다.

무릎 관절 질환은 적시에 적절한 치료를 받지 않으면 진행성 질환으로 발전해 병을 키우게 된다. 최근에는 젊은 층에도 무릎 관절 질환이 적지 않게 나타나는 경우가 발생하는데, 그것은 과도한 업무나 과격하고 강도 높은 운동으로 인해 생기는 것이다.

류머티즘 관절염은 만성 전신성 염증 관절염으로, 관절을 에워싸고 있는 활액막에 염증이 생기는 질환이다. 주로 손마디와 무릎 등이 붓고 아프다. 환자 5명 중 4명이 여성이며 그중 50대가 주류를 이룬다.

특히 퇴행성 관절염의 증상은 연골이 닳으면서 심한 통증을 야기한다. 또 무릎이 붓고 제대로 굽혔다 펴지를 못해 정상적인 보행을 방해하고, 다리 모양이 'O자'로 점차 흉하게 휠 수 있다.

무릎 관절과 체중 관계에 대해 한 연구기관의 조사에 의하면, 체중이 무릎 관절에 주는 압력은 보통 3배 정도라고 한다. 즉, 만일 체중이 3kg 늘면 가해지는 압력은 9kg까지 늘어난다는 얘기다. 또한 계단을 오르거나 등산을 할 때는 최대 7배까지 하중이 무릎에 실리게 되므로 체중만 줄여도 퇴행성 관절염 진행을 줄이는 데 큰 도움이 된다는 연구 결과다.

이렇게 관절염 치료는 체중 조절과 바른 자세와 관절 주변 근육을 키우는 수영과 자전거 타기가 좋다. 또 양반다리, 서 있기, 쪼그려 앉기, 무릎 꿇기 등의 나쁜 자세가 관절염을 일으키므로 이런 자세를 지양하고, 무거운 물건 옮길 때도 끌지 말고 밀어야 한다.

하지만 이미 관절염 증상이 있다면 통증을 완화시키기 위해서 따뜻한 물로 목욕을 자주 해 근육을 풀어주고 혈액순환을 촉진하는 것으로도 효과를 볼 수 있다.

많이 발생하는 척추 관절 질환을 살펴보면 척추 질환은 암, 심혈관 질환, 뇌혈관 질환처럼 생명을 직접적으로 위협하지는 않지만 우리 몸의 기둥이기 때문에 척추가 안 좋으면 삶의 질을 급격히 떨어뜨린다. 그래서 허리를 움직이는 데 아무런 제약이 없고 통증도 따르지 않을 때 척추 건강을 지켜야 한다.

척추관협착증의 예를 들면 주위 뼈에서 밀려나온 연골과 수핵이 나이가 들어 노화됨으로써 튀어나오게 되고, 이것이 신경을 압박해 허리가 아프고 심한 경우 격통을 느끼게 되는 증상을 말한다. 만일 젊어서 바르지 못한 척추 자세를 취한다면 나이 들어 요통, 허리 디스크, 목 디스크, 척추측만증 등의 근·골격계 질환으로 고통받을 수 있다.

그래서 기온이 떨어지는 초가을에 많이 발생하는 이런 질환을 예방하고 통증을 줄이기 위해서는 무리한 운동을 절대로 피하고, 적절한 운동과 함께 통증 부위를 따뜻하게 해 근육을 풀어야 한다. 특히 활동량이 적은 여름, 겨울에 근육을 강화하고 사우나나 온천 목욕을 자주해 근육 이완과 신진대사를 촉진하면 많은 도움이 된다.

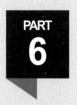

PART
6

장수시대에 따른
의료비 증가와 대안, 암 예방법

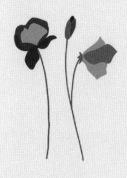

🌸 장수시대 노인의 증가, 암 증가와 치료비 🌸

그리 오래되지 않은 얼마 전까지만 해도 우리 국민의 평균 수명은 63세였다. 지금은 어떤가. 평균 82세를 넘어 "재수없으면 100세까지 산다"는 농담을 할 정도로 '호모헌드레드' 시대로 가고 있다.

부모님 세대 옛날 사람들은 60~70세만 넘겨도 환갑, 진갑을 차리며 축하했다. 즉, 예전엔 한 갑자(甲子)가 돌아오는 생일엔 마당에 천막을 두르고 아들, 딸, 손주들의 절을 받으며 만수무강을 빌었지만 이제는 칠순마저 가까운 가족끼리 식사로 대신하는 분위기로 변했다. 게다가 이제는 그러고도 몇 십 년을 더 사는 100세 시대가 성큼 다가왔다.

노인들은 하늘이 내려준 나이라는 상수(100세)를 넘기면 전통 장수지팡이 '청려장'을 받을 수 있다. 보건복지부에서는 '노인의 날'

에 그해 100세를 맞는 노인에게 장수지팡이를 나눠준다.

우리나라는 장수 국가 11위로 2017년 8월 기준 100세 이상 노인이 1만 7,521명이다. 이에 비해 이웃 일본은 장수 국가 1위로 100세 이상 노인이 6만 6천 명이고, 90세 이상 인구는 200만 명을 넘어섰다고 한다.

앞으로는 '노년건강학'이 뜰 정도로 노인의 증가세가 늘어날 텐데, 통계에 따르면 2017년 우리나라 현재 65세 이상 노인이 677만 명으로 머지않아 노인 1,000만 명 시대가 된다. 10년 전보다 61%가 더 증가했다. 이처럼 노인 인구가 급증한 이유는 인간의 수명이 늘어났기 때문이다.

그러나 '잃어버린 10년'이 안 되기 위해서는 50~60세가 넘어서면 돈 버는 재테크보다 돈 나가지 않는 건강테크가 더 중요하다. 아프면 현금이 들어가 노후를 힘들게 하기 때문이다. 즉, 긴 병에 효자만 없는 게 아니라 부자도 없다.

주변에서 실례를 보면 한 지인은 뇌졸중으로 쓰러진 지 20년 가까이 되는데, 아프기 이전까지만 해도 공기업에 오래 다녀 여유 있게 살았다. 하지만 병이 오래 지속되어 치료비가 쌓이면서 발병 8년만에 아파트를 팔고 전세를 살다가 지금은 월세를 전전하며 살고 있다.

인생 후반부 노년을 괴롭힐 수 있는 질환은 굉장히 다양하지만, 그중에서도 노년층의 건강을 가장 위협할 수 있는 질병은 단연 '암'이다. 암은 한국인의 사망 원인 1위로 의술이 발달하면서 암 사망률이 낮아지기는 했지만 아직도 공포의 대상이다. "강한 적은 보이지 않기 때문"이라는 말처럼 암이 무서운 것은 투명한 스텔스기나 스텔스 탱크처럼 치명적 위험이 보이지 않는 곳에서 오기 때문이다.

WHO는 20년 뒤엔 전 세계 인구 2명 중 1명이 암에 걸릴 것이라고 발표했다. 암 환자 130만 명 시대, 한국인 28%가 암으로 세상을 떠나는 현실이다. 즉, 암은 한국인 기대 수명(남 80세, 여 86세)까지 살 경우 남자는 5명 중 2명, 여자는 3명 중 1명에게 찾아온다. 특히 여자들이 남자들보다는 더 오래 살지만 통계를 보면 남녀 노인 통틀어 제일 많이 죽는 나이는 80세 중반으로, 주로 암으로 생을 마감한다고 한다.

이렇게 늘그막에는 갖가지 질병을 겪게 되는데, 특히 노년기의 암으로 인한 치료비는 노년 최대의 적일 정도로 노후를 힘들게 한다. 즉, "세상에서 가장 비싼 침대가 병상이다"라고 농담할 정도로 노년기의 의료비 지출은 노후자금을 깎아먹는 최대의 적이다.

노년 들어 힘든 암에 걸렸을 경우의 의료비용을 서울성모병원

호스피스 병동을 실례로 보면, 간병인 쓰는 비용을 빼고도 입원비만 월 240만~1,000만원이 들어가 100명 중 14명이 병원비, 치료비 등 의료비용 때문에 치료를 포기할 정도다.

이렇게 암의 경우 육체적·정신적으로 힘들게 하는 데 그치지 않고 막대한 치료비가 들어가는 게 문제다. '간암 6,622만 원, 췌장암 6,371만 원, 폐암 4,657만 원……' 국립암센터가 발표한 1인당 암 치료비용이다.

하지만 더 큰 문제는 말기암 환자의 경우이다. 말기암 환자들의 마지막 카드인 최신 암 치료는 치료 효과는 높이고 부작용을 적게 하는 장점은 있지만, 비용이 1,000만~3,000만 원이다. 또한 고가의 타깃 항암제의 경우는 특정 암세포만 골라 죽이도록 고안된 최신 항암제인데, 한 번 약값이 300만~500만 원이다.

특히 요즈음 나온 새로운 항암제는 가격이 너무 비싸다. 일본의 경우 새로운 항암제 가운데 0.1g당 7만 엔짜리의 고가가 있다. 즉, 10cc짜리 주사기 1개 가격이 우리나라 돈으로 7,000만 원이다.

또 췌장암, 폐암의 경우 방사선으로 표적 치료하는 '꿈의 암 치료법'이란 양성자·중입자 가속기를 이용한 치료가 효과가 탁월해 1억 원 정도의 돈이 들기는 하지만 이들 환자에겐 마지막 대안으로 떠오르고 있다.

하지만 건강보험 적용이 안 되는 고가의 최신 암 치료술은 대다수 돈 없는 환자들한테는 그림의 떡이다. 그래서 미리미리 건강검진으로 조기에 발견하거나 식습관, 운동습관 등 좋은 생활습관을 들여 큰돈 들이지 않고 발병하기 전에 미리미리 암을 예방하는 것이 상책이다.

또 옛날에는 80세만 넘어도 병원은 수술 위험성으로 수술을 꺼리고, 가족들은 살 만큼 살았다고 생각해 암 수술을 권하지 않아 수술을 안 했다. 그러나 요즘은 다들 오래 살고 잘 먹어 체력도 좋아져서 103세에 위암 수술하는 할머니, 102세에 대장암 수술하는 할아버지도 있다. 그만큼 돈, 체력에다 가족까지 적극 권해 100세 넘어도 수술을 하다보니 돈 없는 노인들은 큰 부담으로 다가온다.

따라서 치료인 수술로 암을 이기는 것보다 '암은 50% 이상 예방할 수 있는 질병'이므로 암을 예방해 안 걸리게 하거나 노년의 의료비 부담을 덜어줄 대안으로 보장기간이 긴 실손보험 준비로 병원 치료비를 미리 확보해 놓는 것이 100세 시대를 사는 현명한 방법이다.

🌸 노년의 의료비 대안,
실손보험 🌸

　한때 '난도쌤'으로 유명한 대학교수 김난도의 에세이《아프니까 청춘이다》라는 책이 한동안 인기가 있었다. 젊어서는 이럴지 몰라도 나이 든 노인에게는 "아프니까 노인이다"라는 말이 딱이다. 몸 구석구석 안 아픈 곳이 없을 정도다보니 의료비 부담이 만만치 않다.

　흔히들 노후 준비라고 하면 노후에 필요한 생활비를 마련하는 것만 생각한다. 그러나 정작 은퇴자를 곤경에 몰아넣는 것은 생활비보다 의료비인 경우가 많다. 더구나 나이를 먹을수록 예측할 수 없는 사고나 질병에 걸릴 확률이 높아지고 치료비도 많이 들 것을 대비해 젊어서부터 병원비, 치료비를 미리 마련해두어야 한다.

　그러나 먼저 쓸 돈이 많다보니 백세시대 현실에서 의료비 마련이 생각같이 녹록지가 않다. 즉, 정부가 국민건강보험으로 의료비 일부를 보장해 주고 있지만 이걸로는 부족해 보험회사가 파는 보장성 보험으로 보완해야 하는 형편이다. 대표적인 것이 실손보험이다. 그래서 노후 의료비 대책의 일환으로 젊어서부터 실손의료보험 준비를 시작해야 한다.

실손(의료)보험이란 보험 가입자가 질병이나 상해로 입원 또는 통원 치료 시 실제 부담한 의료비를 보장해주는 건강보험을 말한다. 실제 손실을 보장한다고 해서 '실비보험', '실손보험'으로 불리는데, 현재 대한민국 국민의 65%가 가입하고 있어 국민보험으로 불릴 정도로 인기를 끌고 있다.

실손(의료)보험의 경우 특정 질병에 대해 제한적으로 보장하지 않고 정한 한도 내에서 사용된 치료비를 기준으로 보장하기 때문에 일상적인 감기부터 큰돈이 드는 성인병으로 인한 병원 치료비까지 보장 가능하다.

특히 MRI·CT 등 값비싼 검사 비용과 수술, 입원비, 통원비, 약제 비용 등 치료 중 발생하는 모든 비용을 특약에 가입하면 다 보장해주므로 아픈 동안 병원비까지 걱정할 필요가 없다. 게다가 요즘엔 치료 이력이 있는 유병력자도 보험 혜택을 받을 수 있어 경제력이 없는 노후에는 정말 필요한 보험이다.

은퇴는 빨라지고 과거 그 어느 때보다 길어진 노후를 보내야 하는 백세시대에는 젊어서부터 일찍 실손보험 가입을 서둘러야 한다. 그것이야말로 돈 많이 들어가는 노후의 파산을 막아주는 노년의 의료비 대안으로, 노년을 편안하게 보내는 방법이다.

🌸 13가지
암 예방법 🌸

① 면역력 강화로 암 예방

우리가 병에 걸리는 큰 원인은 면역 기능이 제대로 작용 내지는 작동하지 못하기 때문이다. 면역력이란 우리 몸이 병과 싸워 이겨 낼 수 있는 능력을 말하는데, 우리 몸에는 스스로 병을 고치려는 면역력, 즉 저마다 타고난 자연치유력이 갖추어져 있다.

하지만 암을 비롯한 모든 난치병들은 이런 면역력이 저하되어서 생기는 것이다. 즉, 원천적으로 면역력이 떨어진 '면역저하증'이라고 해도 과언이 아니다. 실제로 주변에서 암 환자들을 보면 대다수가 면역력이 현저히 떨어졌고, 암을 극복한 사람들을 보면 면역력이 보통 사람 수준이거나 그 이상이었다.

건강한 사람이든 약한 사람이든 누구를 막론하고 병원체에 약간 감염되어 있다. 그런데 면역 기능이 활발해 병원체가 체내에서 증식하는 것을 허락하지 않기 때문에 발병하지 않고 끝나는 일이 많다.

또 우리는 발암물질에 노출되어 있는데, 모두가 암에 걸리지 않고 건강을 유지할 수 있는 것도 우리 인체의 면역세포들이 암세포로 변화하려는 세포들을 찾아서 죽이기 때문이다. 그래서 건강에는 면역력 활성화, 강화가 우선이다.

그런 면역력을 증강, 강화시킬 수 있는 좋은 방법으로는 어떤 것이 있을까? 그것은 꾸준한 운동과 비타민 섭취, 웃음, 음식 등을 들 수 있다. 특히 음식은 상황·아카리쿠스 등의 버섯류, 사포닌(성분)이 풍부한 홍삼 제품, 브로콜리, 당근, 무, 참치, 굴, 현미, 파프리카, 마늘, 고구마, 그리고 과일류가 면역력을 높이는 능력이 있는데 그중에서도 바나나가 으뜸이다.

반대로 면역력을 떨어뜨리는 대표적인 요인으로는 과로와 수면 부족, 과식, 잦은 음주와 흡연, 비타민·미네랄 부족, 스트레스, 비만, 약물 남용 등이다. 또한 자주 손씻기는 권장할 만하지만 지나친 화학약품을 사용해 깔끔떠는 것은 세균을 잡으려다 면역력을 떨어뜨려 사람을 잡을 수도 있어 조심해야 한다.

따라서 나이 들어서는 이것들을 잘 관리해 면역력을 키우고, 저항력을 향상시키고, 자연치유력을 높이면 암 예방은 물론 암도 퇴치 가능하며 치유할 수 있다.

참고로 면역력이 약해지기 쉬운 겨울철 면역 기능 강화 3가지 방법을 소개하면 다음과 같다.

첫째, 면역력을 높이기 위해서 면역세포를 만드는 주재료인 치즈, 우유, 달걀, 생선 등의 좋은 단백질을 잘 챙겨먹어야 한다.

둘째, 골수에서 만들어진 면역세포의 80%는 장에 위치하므로 장내 유익균을 늘려 면역력을 높이려면 유익균이 좋아하는 식이섬유가 많이 든 채소, 과일류와 김치, 된장, 요구르트 등 유익균이 풍부한 발효식품을 먹어야 한다.

셋째, 우리 몸의 면역세포는 장 외에는 몸 구석구석에 위치한 림프절에 밀집되어 있어 유산소 운동이나 반신욕, 족욕을 하면 혈류흐름을 좋게 해 림프절 순환을 도와 면역력 향상에 도움이 된다.

② 저체온·저산소증·스트레스·활성산소 4가지 차단으로 암 예방

우리는 재정적인 문제, 실패 및 무모한 도전으로 인한 스트레스, 인간관계로 인한 스트레스, 휴식 없이 일하기, 불충분한 수면, 만성 질환 등 다양한 원인에 의해 스트레스가 유발된다. 아무리 건강에 좋은 음식을 먹고, 운동을 하고, 영양보조제를 섭취하더라도 늘 스트레스에 시달리는 생활을 하는 사람은 면역력이 떨어져서 병에 걸리기 쉽다. 그래서 암 예방을 위해서는 우선 스트레스를 차단해야 한다.

또 암 환자 중에는 저체온인 사람이 많다. 그러므로 암에 걸리지 않고 암을 퇴치할 수 있는 신체를 만들기 위해서는 낮은 저체온을 운동과 목욕 등으로 하루 1~2회 땀을 흘려 36.5~37℃로 체온을 높여 면역력을 증강시켜야 한다.

또한 산소는 인체의 면역체계에 중요한 작용을 하는데, 산소가 부족하면 몸의 면역체계가 손상을 입어 박테리아나 바이러스에 쉽게 감염되어 각종 질병에 걸리기 쉽다.

참고로 대기 중 평균 산소농도는 21%인데, 도심 시내는 이보다 낮은 20.4% 이하다. 보통 아파트 침실에서 창문을 닫고 잠을 7시간 잘 경우 실내 산소농도는 19.6%까지 낮아진다. 반면 숲속 공기의 산소농도는 21~23%로 높다.

우리는 호흡을 통해 폐로 들어오는 폐호흡이나 혈액을 통해 온몸 세포 하나하나에 공급되는 세포 호흡을 하는데, 저산소증이란 어떤 이유로 산소가 우리 몸속에 제대로 공급되지 않는 상태를 말한다. 이런 저산소증 상태가 지속되면 각종 질병에 걸리게 된다.

반대로 몸에 산소 공급이 잘 되면 암세포를 잡아먹는 대식세포와 T세포, 그리고 백혈구 활동이 왕성해 면역력이 강화되어 암도 치료한다. 그래서 평소에 산소가 풍부한 산을 자주 찾거나 산림욕과 운동과 환기를 잘해 산소 공급을 잘하는 것도 암을 예방하는 좋은 방법이다.

지구상 인류가 앓고 있는 질병은 대략 3만 6천 가지 정도로 많은데, 이 모든 질병들의 원인 중 최상이 바로 활성산소다.

또한 활성산소는 체내 에너지를 만드는 과정에서 생기는 부산물로 세포 속 유전자를 손상시켜서 암을 유발하는 원인이 된다. 그래서 활성산소에서 몸을 지키기 위해서는 활성산소를 극력 피하고 활성산소를 없애는, 즉 산화를 막아주는 항산화 물질이 풍부하게 들어 있는 원색 과일과 채소, 곡물 등을 적극적으로 섭취하는 것이 중요하다.

이같이 이 4가지를 적극적으로 차단하면 암을 예방할 수 있다.

③ 암 예방 식사 지침이나 식사습관 실천으로 암 예방

암 예방 식사 지침

- 여러 종류의 음식을 다양하게 섭취한다.
- 지방 섭취는 될 수 있는 한 제한한다.

- 과일, 채소, 도정하지 않는 곡물 섭취를 늘린다.
- '표준 체중'을 유지할 정도만 먹는다.

암 예방 식사습관
- 소금으로 절이거나 불에 직접 구운 음식은 가급적 적게 먹는다.
- 튀긴 음식이나 동물 기름이 많이 든 음식은 먹지 않는다.
- 순두부, 두부 등 콩을 재료로 만든 음식을 자주 먹는다.
- 매주 두 번 이상 잡곡밥을 먹는다.
- 부패 가능성이 있는 음식은 먹지 않는다.
- 아이스크림 등 고지방 유류를 적게 먹는다.
- 금연, 금주를 실천한다.
- 패스트푸드를 멀리한다.

앞의 여러 가지 식사 지침이나 식사습관 실천으로 암을 예방할 수 있다.

④ 수면·영양·운동 3가지 실천과 4식 금지로 암 예방

요즘은 100세 시대가 남의 일이 아닐 정도로 우리 곁에 가까이다가와 있다. 장수시대 백세 인생을 맞이하여 100세까지 오래 살면서 암 안 걸리고 건강을 유지하려면 50세를 넘기면서 더욱더 건강관리에 신경을 써야 한다. 즉, 오래 사는 장수가 모든 사람에게 자동적으로 부여되는 것은 아니기 때문에 따로 시간을 내어 관리하는 노력이 필요하다.

특히 100세까지 암 없이 살려면 크게 일반적으로 알려진 면역력을 높이는 '수면', '영양', '운동' 3가지 실천과 암은 생활습관, 음식과 관련된 식습관으로부터 오기 때문에 '야식', '태운 음식', '과식', '편식' 4식의 4가지 안 하는 균형 잡힌 생활습관 등 7가지를 유지하는 것이다.

나이 들어서는 건강을 위하여 몸에 좋은 것을 먹을 것인가, 아니면 많은 사람들이 먹는 것처럼 입에 좋은 것을 먹을 것인가? 고민할 필요 없이 4식의 몸에 나쁘고 입에 좋은 것을 지양하고 3가지 건강한 생활습관을 갖는 것이 암 예방에 필수적이다.

⑤ 유전자 변이를 일으키는 것 찾아 암 예방

암 원인은 아직 못 찾았지만 확실히 밝혀진 중요한 진전은 암이 유전자 변이에 의해 발생한다는 것이다. 즉, 모든 암은 몸의 세포가 유전자 변이를 일으켰을 때 발생한다.

과학자들에 의하면 전 세계적으로 가장 흔하게 발생하는 30가지 암의 97%가 21개 유전자 변이에 의해 발생한다는 것이다. 예를 들자면 폐암의 경우 담배 연기가 폐세포의 유전자 변이를 일으킴으로써 생기는 질병이다. 또 피부암은 과도한 자외선이 피부세포의 변이를 일으켜 유발하는 질병이다.

따라서 유전자 변이를 일으키는 것들을 찾아서 예방하는 것이 우선이다. 특히 유전자 변이를 일으키는 것 중에 대표적인 것이 활성산소인데, 이 독성 산소가 노화 촉진은 물론 암을 유발하는 일등공신이기 때문에 이를 어떻게 줄이거나 제거하는 것이 관건이라 하겠다.

⑥ 비타민 C 섭취나 비타민 D 보충으로 암 예방

비타민 C는 음식이 위장에서 소화되는 과정에서 필연적으로 생길 수밖에 없는 발암물질의 생성을 막아준다. 이같이 흡수 이전에 위장에서 암이 발병되는 것을 막아주기 때문에 평소 채소나 하루에 세 번 과일을 많이 먹거나 충분한 양의 비타민 C를 식사와 함께 복용해야 한다. 단, 절대 공복에 복용해서는 안 된다.

그리고 햇빛 비타민으로 불리는 비타민 D는 대장암, 전립선암, 폐암을 비롯한 여러 암의 예방과 치료에 효과가 있다. 그래서 환자는 산행이나 산책을 통해 일광욕을 해야 한다. 특히 겨울에는 일조량이 줄어들어 비타민 D 합성이 잘 안 되어 비타민 D 영양제나 달걀노른자, 말린 버섯가루 등의 음식으로 보충을 해야 한다.

참고로 피부에 멜라닌 색소가 많은 흑인은 비타민 D 합성이 어려워 암 발생률이 높고, 지방 속에 갇히는 비타민 D의 속성 때문에 비만 환자도 암 발병률이 높다. 또한 당뇨병 환자도 신장 기능의 손상으로 비타민 D 합성이 어려워 암에 걸리기 쉽다.

⑦ 청결과 예방접종으로 암 예방

음식물이 되었든, 아니면 혈액이나 성 접촉이 되었든 청결한 위생이 암 예방에 중요하다. 위암은 헬리코박터라는 세균이 관여한다. 전염 경로는 아직 불확실하지만 음식을 통해 옮겨지는 것으로 추정된다. 간암은 B형이나 C형 간염 바이러스가 관여한다. 감염자는 비감염자보다 100배나 높은 간암 발생을 감수해야 한다.

자궁경부암은 성 접촉을 통해 옮는다. 그러나 예방 백신 개발로 완치 시대 선언을 눈앞에 두고 있다. 자궁경부암은 백신으로 예방이 가능한 유일한 암이다. 결혼 전 여성은 26세 이전에 자궁경부암 예방접종약 가다실(미국)이나 서바릭스(영국)를 3번에 걸쳐 접종해 맞으면 자궁경부암을 미리 예방한다.

특히 가다실은 자궁경부암 외에 질암, 외음부암과 남성의 음경암, 항문암 등에도 예방 효과를 보이고 있다. 이것을 보더라도 청결과 예방접종이 암 예방에 중요하다.

⑧ 생활습관을 바꾸거나 개선해 암 예방

입욕이나 워킹 등의 운동으로 몸을 따뜻하게 하는 습관을 들인다. 즉, 체온이 1도 상승하면 땀이 나기 시작해 면역력이 순간 5~6배가 되므로 하루 1~2회는 땀을 흘리는 것이 좋다.

특히 몸을 따뜻하게 하려면 배꼽 근처까지 몸을 담그는 반신욕이나 발을 담그는 족욕, 그리고 사우나나 찜질방에서 뜨거운 찜질을 하면 된다.

이렇게 좋은 생활습관으로 개선함으로써 발암인자의 영향을 줄이는 것이 가능하다. 또한 생활습관을 바꿔 발암인자를 멀리할 수가 있으면 그만큼 암에 걸리는 확률도 낮아질 것이며 암 예방도 가능하다.

⑨ 심신수련과 참선수행을 통한 정신수양으로 암 예방

환자들뿐만 아니라 현대인들에게 일반적으로 나타날 수 있는 가슴 두근거림과 압박감, 혼란스러운 마음, 불안, 초조, 근심, 걱정, 욕심과 집착, 긴장감, 잡념, 두통, 불면, 정신의 불안정 등의 여러 증상을 국선도, 요가, 참선, 다도, 수련원, 선원 등을 통해 흐트러진 심신을 다스리고 바로 잡는다.

이렇게 스트레스를 해소하고 자신감을 회복하며, 마음의 평화를 갖는 등의 심신수련은 암 예방에 도움을 준다. 특히 주변에서 알려진 단월드 등 각종 심신·정신수양 단체나 시민선방, 산중 사찰 등에서 심신수련과 참선수행을 통한 정신수양은 암 예방에 유익하다.

⑩ 자주 먹는 달걀이나 우유 섭취를 제한해 암 예방

달걀이 대장암을 일으킨다는 연구 결과가 나왔다. 달걀에는 양질의 동물성 단백질과 지방, 비타민, 칼슘 등이 들어 있다. 그중 달걀에 든 지방 성분이 대장암 발병 위험을 높이는 것으로 알려졌다. 따라서 암 예방을 위해서는 달걀을 1주일에 2~3개 이하로 섭취해야 한다.

또한 세계 암 연구재단은 우유 섭취가 전립선암, 신장암의 발생을 높인다고 밝혔다. 이렇게 위험률이 높기 때문에 우유 섭취를 하루 1~2컵 이하로 줄이라고 권고하고 있다.

⑪ 씹는 운동으로 암 예방

씹는 운동은 암 예방에 좋다. 음식을 씹을 때 침이 나오게 되는데 침에는 페록시다아제라는 효소가 있다. 이것은 발암물질이 내는 활성산소를 중화시켜 준다.

우리 현대인은 활성산소가 몸속에서 많이 만들어지는 환경 속에 살고 있어서 활성산소를 중화시키는 효소가 늘 부족하다. 따라서 음식을 꼭꼭 씹어 침이 나오게 하는 것은 암을 예방하는 데 매우 중요하다. 그래서 암 환자에게 50번 이상 음식을 꼭꼭 씹어서 먹으라고 권하는 것이다.

그리고 이것이 여의치 않을 때는 또 한 가지 방법으로 혀를 이로 잘근잘근 이곳저곳 살짝씩 씹어주는 것이다. 그러면 혀 밑에 침이 모여 고인다. 이 침을 하루 세 번 정도 삼키면 음식을 오래 씹는 것과 같은 효과를 볼 수 있다. 또한 씹는 운동은 뇌 혈류량을 증가시켜서 치매 예방에도 도움이 된다.

⑫ 정기적인 검사로 암 예방

몸에 이상이 있는 데도 두렵고 무서워 건강검진을 일부러 미루거나 또는 '나는 괜찮겠지' 하고 그냥 손 놓고 방치했다가 한 번 간 병원이 생애 마지막이 될 수도 있다. 그래서 미리미리 건강검진을 정기적으로 받는 등 적극적으로 대처해 암을 예방하는 것이 더 바람직하다.

암에 걸린 다음에 치료를 받으면 시간, 경제적 부담도 커지지만 완쾌되기가 쉽지 않다. 즉, 주변에서 보면 건강검진을 이런저런 이유로 차일피일 미루는 경우가 대부분이다. 그래도 만일 암에 걸린다고 할 경우 의료비, 가족의 간병비 등 정신적·경제적인 손실을 감안하면 1~2년에 한 번 건강검진을 받아 조기 발견하는 것이 현명한 방법이다.

특히 위암·대장암은 내시경을 꼭 받아볼 필요가 있다. 그것은 다른 암의 경우 발견 시 이미 전이가 되어 손 쓸 수 없는 상태인 경우가 많다. 그런데 위암·대장암의 경우 위암은 1~2년에 한 번, 대장암은 4~5년에 한 번 검진을 받아왔다면 초기를 지나 약간 진행 중에 발견되더라도 완치가 가능하다. 그래서 정기적인 건강검진이 암 예방에 중요한 것이다.

그리고 건강검진을 하는 것은 암을 찾아내는 목적도 있지만 여러 가지 검사를 같이 하기 때문에 미네랄, 비타민, 철분 등 몸에 부족한 것들을 찾아서 미리 보충해주어 병을 미연에 방지하는 예방 효과까지 있기 때문이다. 그래서 적어도 2년에 한 번은 건강검진은 꼭 받아야 한다.

⑬ 필자의 특별한 건강습관을 통한 암 예방

매일 건강한 식습관 6가지

❶ 싱겁게 먹는다.

❷ 달지 않게 먹는다.

❸ 집밥을 먹는다.

❹ 하루 물 2L를 마신다.

❺ 소식을 한다.

❻ 찬 음식을 먹지 않는다.

매일 건강한 배변 습관 3가지

❶ 기상 후 화장실로 직행한다.

❷ 식후 과일을 먹는다.

❸ 끼니마다 채소를 먹는다.

매일 건강한 쾌면 습관 4가지

❶ 낮에 토막잠을 잔다.

❷ 취침 전 샤워를 한다.

❸ 아침 일찍 운동을 한다.

❹ 상추와 대추를 먹는다.

주말 건강한 습관 2가지

❶ 매주 산행(등산)을 한다.

❷ 매주 4도3농(四都三農)을 실천한다.

한 달 건강한 습관

❶ 매달 목욕탕이나 온천에 간다.

일 년 건강한 습관

❶ 매년 정기적으로 건강검진을 받는다.

평소 생활 철칙 3가지

❶ 몸을 많이 움직인다.

❷ 휴식을 많이 취한다.

❸ 주변과 소통을 많이 한다.

이렇게 암 예방 13가지를 들 수 있는데, 이를 생활화하여 노인 암으로의 사망을 줄여야 한다.

"건강은 건강할 때 잘 챙기고 지켜야 한다"

사람이 건강을 잃게 되면 그렇게 염원하던 돈과 명예, 지위도 무용지물이 되지만 단 한 번뿐인 우리의 인생까지 잃게 되어 모든 것을 잃게 된다. 그래서 건강은 건강할 때 지키라는 말이 있다. 한 번 건강을 잃게 되면 그것이 생의 마지막이 될 수 있고, 그렇지 않더라도 건강을 찾는 데 많은 돈과 시간과 노력이 필요하기 때문이다. 그러므로 건강은 인간이 목표로 삼아야 하는 것들 가운데 첫 손가락에 꼽아야 할 것이다.

우리는 주말에 건강을 위해 보통 등산을 자주 하게 된다. 산을 타다보면 산마다 오르고 내리는 산길 주변에서 돌탑을 심심찮게 볼 수 있다.

이 돌탑은 그냥 무심코 보면 하나의 장식도 되지만 돌탑에 얽힌 굳이 역사적인 의미를 보자면 임진왜란 등 남의 나라의 침략을 받앉을 때 이 돌이 무기 역할을 했다고도 전해진다. 또 무언가 비는 주술적인 의미도 있고, 산책로를 표시하며 신성한 이정표가 되기도 한다.

필자는 이 돌탑이 지닌 선(禪)적인 느낌을 좋아하지만 뭐니 뭐니 해도 그 균형의 힘과 언제 무너질지 모르는 취약함을 동시에 가지고 있어 더욱 매력을 느낀다. 그래서 필자는 정원 한곳에 돌탑으로 우물을 만들어봤을 정도다.

잘 쌓은 돌탑은 비바람이 덮쳐도 까딱없이 버텨내지만, 자칫 지지하는 밑돌 하나를 빼거나 세게 움직여 균형이 깨지면 전체가 무너져 버리고 만다. 이렇게 돌 하나하나는 나머지 밑돌들에 의해 의지함으로써 안정감을 얻고 갖는다.

이 돌탑은 어떻게 보면 우리 몸 건강과도 아주 비슷하다고 하겠다. 즉, 건강 돌과 건강 돌탑으로 비유해 보면 맨 밑 기초가 되는 큰 돌 위로 겹겹이 쌓아올려진 돌들이 다 다르듯이 사람마다 각자 몸의 건강이 어디는 건강하고 어디는 취약한 것이 다 다르다.

이런 모든 건강 돌탑의 건강 돌들이 균형을 갖춰 우리 몸 건강 돌탑을 이뤘을 때 건강이 유지되고 치유가 가능하다. 만일 반대로 이 균형이 깨졌을 때는 병이 나고 회복불능의 불치병이 될 수 있다. 즉, 우리가 건강을 지키고 있다고, 건강하다고 얘기할 때는 우리 몸이 자기 뜻대로, 자기 마음대로 잘 움직이고 제기능을 다하고 있다는 뜻이다.

그래서 건강 돌탑이 유지되기 위해서는 이 지지하는 건강 돌들이 무너지지 않고, 온몸 기관의 건강 받침돌에 문제가 안 생기도록 노후 건강에 신경을 써야 하며, 특히 잃어버린 10년이 안 되기 위해서도 노후 건강은 아주 중요하다.

우리는 나이가 들면 여러 가지 신체적 기능 저하를 경험하게 된다. 우선 젊어서는 하루 이틀 밤을 새워도 푹 자면 금세 개운해지던 몸이 나이 들어서는 이런저런 걱정으로 하루만 깊은 잠을 못 자도 온몸이 뻐근하고 피곤이 가시지 않는다.

또 음식을 먹을 때 잦은 사례로 불편을 겪는다. 그리고 각종 모임에 가보면 간증집회에 나간 것처럼 너나할 것 없이 저마다 신체 변화와 몸 이상 증세를 털어놓는다.

또 얘기 도중에 "내가 무슨 이야기를 했지?" 하고 다시 물을 정도고, 사람이나 사물 이름이 도무지 생각나지 않아 애를 먹거나 금세 생각했던 것을 시간 지나면 잊어버리게 된다.

또한 하루가 다르게 흰머리와 주름이 늘어나다보니 전철 등 공적인 장소에서 익숙지 않은, 듣고 싶지 않은 "할머니", "할아버지" 소리를 자주 듣게 된다. 여성의 경우 그렇게 많이 먹지 않았는 데도 군살이 여기저기 붙기 시작한다.

특히 50~60대면 눈이 침침해져 돋보기를 안 쓰고는 작은 글씨는 볼 수가 없는 처지가 된다. 이같이 일상생활에서 신체의 노화를 실감하는 순간 더 이상은 아무것도 할 수 없을 것 같은 무력감에 빠져드는 것을 느끼게 한다.

거기다 건강을 돌보지 않다가 어느 날 갑자기 암이나 뇌졸중, 심장 질환 등을 선고받게 되면 환자 본인은 말할 것도 없고, 가족까지도 엄청난 고통을 겪어야 한다. 마음의 고통은 물론 들어가는 치료비용도 만만치 않아 삶 자체가 하루아침에 피폐해진다.

그래서 우리가 살아가는 삶에 재테크가 필요하듯이 건강테크가 필요하며, 저비용 고효율의 법칙이 필요하다. 재산을 불려 나가는 재테크 제1원칙이 저축이듯 건강 역시 제때 잘 저축해야 건강을 보장받을 수 있다. 즉, 건강도 사실 잘 불려야 하는 종잣돈과 비슷해 잘 불려서 고갈되지 않도록 관리해야 한다. 한마디로 길게 보고 5년, 10년을 꾸준히 잘 관리해야 5년, 10년을 보장받는 식이다.

따라서 건강에 좋은, 몸에 좋은 '적은 비용, 작은 노력'으로 큰 이익을 얻을 수 있는 방법은 바로 올바른 식습관이며, 건강을 지키는 가장 현명한 처방전은 좋은 음식 섭취와 면역력을 높이는 것이다.

건강의 기본은 매일 먹는 물 한 모금과 음식 한 가지에서 출발한다고 해도 과언이 아니다. 즉, 매일 먹는 식사를 어떻게 먹느냐가 결국은 건강 격차를 벌려 일부의 건강 상류층과 대부분의 건강 하류층을 만든다고 할 수 있으며, 또한 매일 매끼마다 음식을 잘 섭취하면 질병을 예방함은 물론 더 나아가 건강하게 장수할 수 있다.

즉, 건강 전략은 좋은 음식 섭취와 올바른 식습관에서 비롯되는 것이므로 우리가 매일 대하는 아침, 점심, 저녁 식탁에서 건강을 튼튼히 하는 영양식단을 챙겨 먹어 면역력을 높여야 한다. 또 체온 저하, 수면 부족, 휴식 부족 등 면역력을 저하시키는 것들을 찾아 면역력을 높이는 것도 건강을 지키는 최상의 방법임을 알고 '건강은 건강할 때 잘 챙기고 건강할 때 잘 지켜야 한다.'

한 권으로 읽는 상식&비상식 시리즈 & 명의 베스트셀러

우리가 몰랐던 **웃음 치료의 놀라운 기적**
후나세 슌스케 지음 | 이요섭 · 김채송화 옮김

우리가 몰랐던 **항암제의 숨겨진 진실**
후나세 슌스케 지음 | 김하경 옮김

우리가 몰랐던 **암 자연치유 10가지 비밀**
후나세 슌스케 지음 | 이정은 옮김

우리가 몰랐던 **암의 비상식**
시라카와 타로 지음 | 이준육 · 타키자와 야요이 옮김

우리가 몰랐던 **마늘 요리의 놀라운 비밀**
주부의 벗사 지음 | 한재복 편역 | 백성진 요리 · 감수

우리가 몰랐던 **어깨 통증 치료의 놀라운 기적**
박성진 지음 | 올컬러

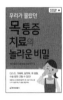

우리가 몰랐던 **목 통증 치료의 놀라운 비밀**
박문수 지음

우리가 몰랐던 **냉기제거의 놀라운 비밀**
신도 요시하루 지음 | 고선윤 옮김

우리가 몰랐던 **냉기제거 반신욕 건강백서**
신도 요시하루 지음 | 고선윤 옮김

우리가 몰랐던 **턱관절 통증 치료의 놀라운 비밀**
로버트 업가르드 지음 | 권종진 감수 | 장성준 옮김

우리가 몰랐던 **야채수프의 놀라운 기적**
다테이시 가즈 지음 | 예술자연농식품 감수 | 강승현 옮김

우리가 몰랐던 **면역혁명의 놀라운 비밀**
아보 도오루 · 후나세 슌스케 · 기준성 지음 | 박주영 옮김

우리가 몰랐던 **식이요법의 놀라운 비밀**
박영순 지음

우리가 몰랐던 **당뇨병 치료 생활습관의 비밀**
오비츠 료이치 외 지음 | 안철우 감수 | 박선무 · 고선윤 옮김

EBS 명의 김찬 교수의 **통증 이렇게 고친다**
김찬 지음 | 올컬러

eBook 구매 가능

중 앙 생 활 사 Joongang Life Publishing Co.
중앙경제평론사 | 중앙에듀북스   Joongang Economy Publishing Co./Joongang Edubooks Publishing Co.

중앙생활사는 건강한 생활, 행복한 삶을 일군다는 신념 아래 설립된 건강 · 실용서 전문 출판사로서
치열한 생존경쟁에 심신이 지친 현대인에게 건강과 생활의 지혜를 주는 책을 발간하고 있습니다.

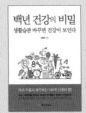

백년 건강의 비밀 : 생활습관 바꾸면 건강이 보인다

초판 1쇄 인쇄 | 2019년 6월 15일
초판 1쇄 발행 | 2019년 6월 20일

지은이 | 김충웅(ChungWoong Kim)
펴낸이 | 최점옥(JeomOg Choi)
펴낸곳 | 중앙생활사(Joongang Life Publishing Co.)

대   표 | 김용주
책임편집 | 한옥수
본문디자인 | 박근영

출력 | 삼신문화   종이 | 한솔PNS   인쇄 | 삼신문화   제본 | 은정제책사

잘못된 책은 구입한 서점에서 교환해드립니다.
가격은 표지 뒷면에 있습니다.

ISBN 978-89-6141-237-7(03510)

등록 | 1999년 1월 16일 제2-2730호
주소 | ⑦ 04590 서울시 중구 다산로20길 5(신당4동 340-128) 중앙빌딩
전화 | (02)2253-4463(代)   팩스 | (02)2253-7988
홈페이지 | www.japub.co.kr   블로그 | http://blog.naver.com/japub
페이스북 | https://www.facebook.com/japub.co.kr   이메일 | japub@naver.com
♣ 중앙생활사는 중앙경제평론사 · 중앙에듀북스와 자매회사입니다.

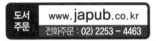

※ 이 도서의 국립중앙도서관 출판시도서목록(CIP)은 서지정보유통지원시스템 홈페이지(http://seoji.nl.go.kr)와
국가자료공동목록시스템(http://www.nl.go.kr/kolisnet)에서 이용하실 수 있습니다.(CIP제어번호: CIP2019020969)

중앙생활사에서는 여러분의 소중한 원고를 기다리고 있습니다. 원고 투고는 이메일을 이용해주세요.
최선을 다해 독자들에게 사랑받는 양서로 만들어 드리겠습니다. **이메일** | japub@naver.com